不孕症诊疗 100 问

主编 颜 磊 吴 敏

U0289304

中国协和医科大学出版社

北 京

图书在版编目（CIP）数据

不孕症诊疗 100 问 / 颜磊，吴敏主编 . -- 北京：中国协和医科大学出版社，2022. 11
ISBN 978-7-5679-2094-1

Ⅰ.①不… Ⅱ.①颜…②吴… Ⅲ.①不孕症－诊疗－问题解答 Ⅳ.① R711. 6-44

中国版本图书馆 CIP 数据核字（2022）第 202689 号

不孕症诊疗 100 问

主　　编：颜　磊　吴　敏
责任编辑：高淑英
封面设计：蒋凯瑞

出版发行：中国协和医科大学出版社
　　　　　（北京市东城区东单三条 9 号　邮编 100730　电话 010 65260431）
网　　址：www. pumcp. com
经　　销：新华书店总店北京发行所
印　　刷：天津和萱印刷有限公司

开　　本：710mm × 1000mm　1/16
印　　张：12
字　　数：170 千字
版　　次：2023 年 1 月第 1 版
印　　次：2023 年 1 月第 1 次印刷
定　　价：68. 00 元

ISBN 978-7-5679-2094-1

编者名单

主　编　颜　磊　山东大学附属生殖医院

　　　　　　　　新疆维吾尔自治区妇幼保健院

　　　　吴　敏　新疆维吾尔自治区妇幼保健院

副主编　黄玉真　山东大学附属生殖医院

　　　　刘　超　山东大学附属生殖医院

　　　　芦　旋　山东大学附属生殖医院

　　　　王银霞　山东大学附属生殖医院

编　者（按姓氏笔画排序）

　　　　王玉清　山东大学附属生殖医院

　　　　孔维雅　山东大学附属生殖医院

　　　　邓　珂　山东大学附属生殖医院

　　　　吕尚格　山东大学高等医学研究院

　　　　刘　伟　山东大学附属生殖医院

　　　　张　扬　山东大学附属生殖医院

　　　　郭子珍　山东中医药大学附属医院

　　　　管桂雪　连云港市第一人民医院

序

　　"男儿担当争朝夕，大漠韶华诗飞扬"，这是我的学生颜磊博士作为中组部团中央博士服务团成员 2020 年援疆时写的《新疆行》里面的一句。当我看到由他和"老援疆人"吴敏老师共同主编的《不孕症诊疗 100 问》后，又不由得想起这首诗歌。这本书是他踔厉奋发、践行援疆初心的"争朝夕"之成果。

　　这是一本面向基层医生和生殖医学新手的"快餐"式小册子，以问答形式，将很多医生关心的问题以通俗的语言解答出来，不但能够帮助同道们理解记忆，也能帮大家在向患者解释病情时，提供些许"比方"，甚是有益。当然，著书立说多属一家之言，本书如有不当之处还可继续探讨争鸣。

　　目前我国不孕症患病率已达 18%，新出生人口大幅下降，人口形势严峻，提高人口生育率是国家重大战略需求。国家适时调整了生育政策，并在逐步完善生育支持政策。在新时代新的生育形势下，规范不孕症的诊疗具有十分重要意义。我希望，这本书能够起到助力作用。

　　颜磊教授在援疆繁忙紧张的工作之余，仍然抽出时间和精力编写此书，让我更多感受到他对这份职责的热爱和付出。作为老师，为他这份敬业和情怀深感欣慰。成如容易却艰辛，成书不易，也感谢诸位编者的辛苦付出。临床问题是指引我们前进的"源头活水"。我希望，将来这个《不孕症诊疗 100 问》还有续写，有新的 100 问、200 问的产生，并给予通俗、科学的解答，惠及广大医务工作者和患者。

中国科学院　院士

山东大学　讲席教授

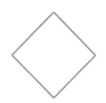

前　言

对于女性而言，妊娠是人生道路上的重要经历之一。妊娠既是人类繁衍的需要，又是女性个体一种特殊的人生体验。然而，近年来，随着人们生活环境、饮食结构的改变以及生殖道感染等疾病的因素影响，不孕症发病率越来越高。据国家统计局数据显示，我国不孕症患病率已达 12% ～ 18%，2021 年全国净新增人口仅约 48 万，我国试管婴儿周期数已超过 100 万周期／年。

然而，目前我国的经济发展和医疗资源仍存在不均衡问题。广大基层医生、尤其是偏远地区基层医生，在给不孕症患者诊疗时，可能会存在理论不清晰、诊疗欠规范、转诊不及时的问题，对试管婴儿技术缺乏了解，不知道试管婴儿前期的预处理知识。对此，吴敏老师忧心忡忡，身在新疆维吾尔自治区第八人民医院援疆的我深有体会。而对于刚刚踏入临床工作的初学者，从事生殖临床时，常常面对患者提出一系列问题，不知如何回答。他们需要查阅书籍、文献、网络资源等丰富自己的知识，处理患者的问题。

于是援疆期间，我与吴敏老师商议，提出了"不孕症诊疗 100 问"，这些都是日常工作中常见的问题。笔者根据现有资料和工作经验，比较浅显地讲述了从初诊到进行辅助生殖助孕这一时间段，妇产科医生如何进行"预处理"，如何给患者常见的问题以回答，希望基层的妇产科医生和综合性医院年轻的生殖医学专科医生能有所得益。同时结合笔者自身研究经验和临床经验，重点对生殖外科相关宫腔疾病进行介绍，为从事辅助生殖工作的医生提供建议。这就是我们编写这本书的"初心"。书中有不当之处，请不吝赐教。

感谢山东大学临床研究中心临床研究培育项目（项目编号 2020SDUCRCC004），为本书的出版提供支持。

颜磊

2022 年 6 月

目 录

第 1 问　什么是不孕症？ ………………………………………001

第 2 问　不孕症的常见原因有哪些？ …………………………002

第 3 问　胚胎在子宫里面经历怎样的发育历程？ ……………005

第 4 问　如何通俗地阐释子宫和输卵管解剖？ ………………006

第 5 问　月经周期性引起生殖器官哪些变化？ ………………007

第 6 问　女性年龄与卵巢储备功能有何关系？ ………………009

第 7 问　如何衡量卵巢的储备功能呢？ ………………………011

第 8 问　卵巢储备功能的影响因素有哪些？ …………………014

第 9 问　如何进行黄体支持？ …………………………………016

第 10 问　如何获取较准确的妇科内分泌化验单？ ……………018

第 11 问　如何解读 FSH、LH 的化验结果？ …………………020

第 12 问　女性不同时期的女性雌激素的水平是如何变化的？ …022

第 13 问　卵巢过度刺激综合征有哪些高危因素？ ……………024

第 14 问　如何解读内分泌六项中的孕激素？ …………………025

第 15 问　测量孕激素有何临床意义？ …………………………027

第 16 问　激素、维生素测定不同单位间如何转换？ …………029

第 17 问　如何解读内分泌七项的泌乳素和促甲状腺激素？ …030

第 18 问　高泌乳素血症如何治疗？ ……………………………032

第 19 问　如果在口服溴隐亭期间发现怀孕了，孩子能要吗？ …033

第 20 问　雄激素有何生理作用？ ……………………………034

第 21 问　生殖门诊如何写好初诊病历？ ……………………036

第 22 问　不孕症患者心理方面应注意哪些问题？ …………038

第 23 问　白带能提供什么信息？ ……………………………039

第 24 问　阴道炎会引起不孕吗？ ……………………………040

第 25 问　如何保养子宫和卵巢？ ……………………………041

第 26 问　看不孕症，为何常规检查白带的衣原体？

　　　　　需要查支原体吗？ ………………………………043

第 27 问　B 超在诊断女性不孕症中有什么特殊的意义？ ……044

第 28 问　B 超如何检测卵泡及胚胎发育？ …………………045

第 29 问　检查输卵管通畅的方法有哪些？ …………………046

第 30 问　X 线下子宫输卵管造影检查主要有哪些作用？ ……048

第 31 问　输卵管通液术意义大吗？ …………………………051

第 32 问　子宫输卵管造影后多长时间后才可以妊娠？ ………052

第 33 问　什么是排卵障碍？ …………………………………053

第 34 问　如何看待未破裂卵泡黄素化综合征？ ……………055

第 35 问　孕早期如何监测胚胎发育情况？ …………………056

第 36 问　何为 POI？ …………………………………………058

第 37 问　POI 与何种疾病鉴别？ ……………………………059

第 38 问　PCOS 有哪些代谢异常？ …………………………060

第 39 问　如何诊断 PCOS？ …………………………………061

第 40 问　试管婴儿技术分为哪几类？ ………………………063

第 41 问　精子卵子会不结合吗？……………………………065

第 42 问　吃促排卵药，卵泡不长怎么办？…………………066

第 43 问　何为复发性流产？…………………………………068

第 44 问　常见的宫腔病变有哪些？如何进行检查？………070

第 45 问　什么是宫腔镜检查？………………………………072

第 46 问　宫腔镜可用于检查哪些常见疾病？………………073

第 47 问　宫腔镜检查有何适应证？…………………………075

第 48 问　宫腔镜检查术前需要做什么准备？………………077

第 49 问　宫腔镜手术和宫腔镜检查术是一回事吗？………078

第 50 问　宫腔镜手术有并发症吗？如何处理？……………079

第 51 问　宫腔镜术后需要多长时间才能正常要孩子，
　　　　　多长时间才可以胚胎移植呢？……………………082

第 52 问　何为宫腔粘连？有哪些危害？……………………084

第 53 问　宫腔粘连是如何诊断的？…………………………085

第 54 问　宫腔粘连如何分类及分级？………………………087

第 55 问　宫腔粘连手术治疗的方法包括哪些？
　　　　　冷刀和电切手术有何优缺点？……………………089

第 56 问　宫腔粘连术前术后有哪些预防再次粘连的方法？……091

第 57 问　宫腔粘连术后妊娠情况如何？……………………092

第 58 问　宫腔粘连术后需要利用激素恢复内膜吗？
　　　　　术后雌激素如何应用？……………………………093

第 59 问　宫腔粘连术后影响 IVF 妊娠结局的因素还有哪些？…094

第 60 问　薄型子宫内膜对辅助生殖结局有哪些影响？…………096

第 61 问　薄型子宫内膜治疗有何进展？ ……………………097

第 62 问　慢性子宫内膜炎如何引起？可能有哪些临床表现？ …098

第 63 问　慢性子宫内膜炎诊断的标准是什么？ …………………099

第 64 问　慢性子宫内膜炎宫腔镜诊断标准有哪些？ …………101

第 65 问　慢性子宫内膜炎对生殖有影响吗？生殖预后怎么样？　103

第 66 问　慢性子宫内膜炎的治疗方法是什么？ ………………104

第 67 问　何为子宫内膜息肉？其患病与什么因素有关？ ………105

第 68 问　子宫内膜息肉会引起不孕吗？机制是什么？ …………106

第 69 问　子宫内膜息肉恶变的高危因素是什么？ ……………107

第 70 问　子宫内膜息肉有何临床表现？ ………………………108

第 71 问　子宫内膜息肉主要诊断方式是什么？

　　　　　在辅助生殖过程中发现其存在应该怎样治疗？ ………109

第 72 问　何为子宫内膜增生症？ ………………………………112

第 73 问　子宫内膜增生症发生的原因是什么？ ………………114

第 74 问　何为苗勒管畸形？ ……………………………………116

第 75 问　双角子宫、纵隔子宫如何鉴别？ ……………………118

第 76 问　苗勒管畸形发病率如何？ ……………………………120

第 77 问　苗勒管畸形发病机制有哪些？ ………………………121

第 78 问　苗勒管畸形有哪几种分类系统？特点是什么？ ………122

第 79 问　如何诊断苗勒管畸形？ ………………………………124

第 80 问　不孕症患者的苗勒管畸形是否需要治疗？ …………126

第 81 问　输卵管积水是怎么出现的？ …………………………127

第 82 问　输卵管积水如何诊断？ ………………………………128

第83问 输卵管积水会影响试管婴儿的成功率吗？……………129

第84问 IVF前查出有输卵管积水，需要对积水进行处理吗？

输卵管积水有哪些处理方式？……………130

第85问 辅助生殖中常见的宫腹腔镜联合手术有哪些应用？…134

第86问 宫腹腔镜术前术后有哪些注意事项？……………137

第87问 什么是子宫腺肌病？……………138

第88问 子宫腺肌病如何诊断？……………139

第89问 不孕症患者同时合并有子宫腺肌病应该怎样治疗？…141

第90问 子宫肌瘤对妊娠有哪些影响？……………143

第91问 辅助生殖常见的妊娠结局有哪些？

定义及率如何计算？……………147

第92问 常见辅助生殖并发症有哪些？……………150

第93问 卵巢过度刺激综合征有哪些症状？……………154

第94问 做试管婴儿，为什么还会异位妊娠？……………156

第95问 人工授精精液如何处理？……………159

第96问 人工授精有何注意事项？……………160

第97问 反复胚胎种植失败有何内膜处理措施？……………161

第98问 全胚冷冻策略有何好处？……………162

第99问 胚胎移植有哪些影响因素？……………163

第100问 胚胎移植期间能进行性生活吗？……………164

参考文献……………165

附录……………170

第1问 什么是不孕症？

根据世界卫生组织（World Health Organization, WHO）的定义：婚后无避孕措施且有规律的性生活（一般1周内有两次），同居1年未受孕，就称之为不孕症。临床上，我们说不孕症一般指女性，不育症一般指男性。一般初婚后正常夫妇1年内的妊娠率为84%～87.7%，两年内可达92%～94.6%。此处的妊娠是指临床妊娠，即具有妊娠的临床征象＋超声检查示妊娠囊。临床妊娠包括异位妊娠，多个妊娠囊相当于1次临床妊娠。未避孕而从未妊娠者称为原发不孕；曾有过妊娠史，而后未避孕，连续累积1年未孕者称继发不孕。为了获得更好的治疗效果，对于35岁以下女性，未避孕未孕1年以上可进行检查治疗，对于35～40岁女性，我们建议未避孕未孕半年即可开始检查治疗。40岁以上者可随时开始进行生育评估。这样早期干预，有利于获得较好的结局。

仔细询问病史非常重要，包括性生活情况、避孕措施、夫妇分居、月经情况、生化妊娠、异位妊娠、男方情况等。有些事情不是绝对的，比如，两地分居者要注意询问排卵期能在一起的时间到底几个月；月经不规律者，应询问到底经历了几个有排卵的周期（有些是促排卵治疗周期），来计算下有效时间，或者称之为"有效不孕时间"。还有的患者，曾切除一条输卵管，那么只剩一条输卵管（需看手术记录，评估存留输卵管是否通畅、其周围有无粘连）情况下，受孕能力肯定下降；如确认仅存的一根输卵管是通畅的，可给予患者1～2年时间试孕时间，从而延长"有效不孕时间"。

第 2 问　不孕症的常见原因有哪些?

按照我国卫生行业标准,阻碍妊娠的常见原因可分为女性因素、男性因素、男女双方因素、不明原因性不孕。多项流行病学调查显示,不孕夫妇中,一般是女方因素占 40%～50%,男方因素占 25%～40%,男女双方因素占 20%～40%,不明原因不孕约占 10%。女性不孕的原因包括排卵障碍和盆腔因素。排卵障碍主要包括下丘脑性、垂体性、卵巢性及其他内分泌疾病。盆腔因素主要包括子宫颈因素、子宫体病变、输卵管、卵巢及周围病变、子宫内膜异位症、先天发育畸形等,如生殖道先天发育异常、子宫黏膜下肌瘤、子宫内膜息肉等。近年来,婚姻延迟、生育延迟、现代生活方式及性观念改变、避孕方法的广泛采用、终止意外妊娠、环境和生态问题、经济条件等也在一定程度上提高了不孕症的发病率。

那么,面向患者,如何通俗解释女性不孕症的发病原因和受孕过程? 在这里,笔者提出一些浅显的解释方法,供大家参考。

通俗地讲,女性不孕的原因基本上可归因于下面几个因素:

(1)"种子"问题:指卵子或精子数目过少或质量低下、不排卵、卵子耗竭等。在排卵期,于阴道 B 超直视下进行观察,14mm 的卵泡就是通常对患者说的"优势卵泡"。

(2)"通道"不畅:指各种原因导致精子、卵子无法结合或结合后受精卵不能在恰当时机进入宫腔着床,从而导致不孕。阻碍性通道不顺畅,包括阴道横隔、宫颈闭锁、宫腔粘连、输卵管梗阻等。男性射精毕,大量精子储存在阴道后穹隆的"精液池"，然后就像北大西洋的鲑鱼在繁殖期溯河洄游，返回原出生地产卵一样。沿着"瞳孔样变"垂流透明的宫颈黏液柱，真犹如鲤鱼跳龙门似的，多次沿着黏液柱向上跳跃，直至攀登抵达宫颈口。此时的宫颈就像个"加油站"，让精子第一次获能。成千上万的精子逆向反跳着涌向宫颈口，通过黑暗狭长的宫颈"隧道"进入宫腔里，犹如《动物世界》影片里成千上万的角马过河似地、义无反顾蜂拥地奔向宫腔。这一路可是艰辛呀。精子靠着尾部的摆动而游动前进，一般质量差者半途就被淘汰，而强壮有耐力的精子会越过宫腔，集中于输卵管的内口，然后从那粉红色的输卵管口钻进去，外部借助输卵管的蠕动，内部凭借输卵管小纤毛的"划龙舟"样地摆动，越过输卵管的间质部、峡部，最后到达输卵管的宽阔地带——输卵管壶腹部。在那里如果适逢从卵巢表面蹦出而被喇叭花一样的输卵管伞端吸拾进去的卵子，残存的几十或者几百个精子就开始了"攻围城"的受精过程。

一个原则：让千军万马长途跋涉的精子"白马王子"能顺利地、通畅地与心中的"卵公主"见面，不要被"通道"中的"障碍物"（例如：宫腔炎性粘连时的长绸带似的粘连膜或丘陵状的肉坡；诸如松软草地里的柔软或坚硬的赘生物：内膜息肉、黏膜下肌瘤和既往结核的干酪样结节占据的荒芜"石板地"）造成精子游不到输卵管或受精卵从壶腹部迁徙回宫腔时受阻，无法在子宫内膜的"肥沃草地"上着床。如果发生在输卵管壶腹部，通常在妊娠6周左右出现症状，这也是临床上最常见的异位妊娠；如果发生在子宫的宫角部或输卵管峡部，当妊娠维持到4个月时，可能会突然出现大量出血，同时伴随剧烈腹痛，孕妇会有生命危险。所以妇产科医生一定要识别异位妊娠的早期病兆，孕妇在早孕50天左右需要进行一次B超检查，来确定孕囊的位置和大小，以早日排除异位妊娠。

（3）"土地"不肥：子宫内膜是胚胎着床的"暖床"。子宫因素是不孕症发生的重要原因之一，而且治疗比较困难。

最靠近卵子表面的一线精子要钻进卵子内部，必须用分解酶来溶解卵子表面的"硬壳"——透明带。一批精子消耗尽了也就牺牲了，后面又接踵而来，真可谓"前仆后继"，一批又一批十分惨烈，最后杀开一条"血路"，终于打开卵子的外壳。随后适时而到达的精子就是幸运的，未经行搏斗直接钻入卵子内部与卵子结合。结合后卵子马上就"封城"，完成"城内"的受精过程，时间大约需要24 小时。

一般情况下，受精卵在输卵管内运行 3 天，就又从输卵管内口钻出来返回宫腔。在宫腔内像个进行"蹦床"的运动员，从宫腔的多个侧壁蹦来蹦去，以寻觅合适的立足点，最后选择落脚于最合适的子宫内膜处，像一颗烧烫的煤球，慢慢地融化了子宫内膜最外层将自己埋进去，宫腔内又暂时恢复一片黑暗，这过程就叫种植着床，时间一般需要 6～7 天。

随着胚囊的继续生长，着床处的平坦子宫内膜慢慢隆起，形成胚胎并在胚胎表面形成许多毛状突出，并逐渐出现分枝，形状像绒毛，故以此名，从受精卵形成到妊娠 40 周足月分娩（38 周左右时间），再到出生后 100 天"过百岁"的时候，恰巧是生命形成 365 天，1 周年。

第3问 胚胎在子宫里面经历怎样的发育历程?

妊娠是一种特殊的免疫耐受状态,但不是纯粹的免疫抑制过程。在母胎界面,首先母体要识别"本我"和"非我"。胚胎着床后直至后期发育的整个孕期,胎儿本身的组织细胞不与母体血液直接接触,而是靠胎盘滋养细胞这一中介与母体接触。黄体酮(孕酮)在维持母胎免疫耐受中起至关重要作用。孕周从末次月经第一天开始算,通常比着床提前3周。孕10周以内称为胚胎,孕10周后称为胎儿。孕6周时超声可见胎心搏动,胚胎初具人形。其后头臀长数值加6.5约为孕周。孕16周末超声可分辨生殖器,确认胎儿性别。孕20周胎儿头臀长约16cm,开始出现吞咽、排尿功能。孕24周胎儿各器官均已发育,出生可能存活,但生存力极差。发达国家把流产的界限定在孕24周,我国目前是孕28周。孕28周后生存力已比较好。孕32周胎儿身长可达40cm,孕36周胎儿身体圆润,出生后能啼哭及吸吮。孕37~42周为足月产儿。由于炎症、内分泌、机械刺激、子宫本身功能改变等因素,以及尚不知晓的机制发动分娩。

第4问　如何通俗地阐述子宫和输卵管解剖？

门诊上，医生在给患者解释子宫和输卵管解剖时，可以适当通俗化，当然也适用于对医学生的讲课。如果把子宫比作房子，输卵管就是烟囱，子宫内膜就是房子的内墙皮。在墙皮和墙砖中间的水泥好比结合带，称为"子宫内膜－肌层结合带"（endometrial–myometrium junctional zone, JZ 带）。JZ 带是磁共振成像（magnetic resonance imaging, MRI）上肌层和内膜之间的低信号带。JZ 带内富含干细胞，其功能异常与子宫肌瘤、子宫腺肌病、子宫内膜异位症等的发生密切相关，也与宫腔粘连术后内膜修复能力相关。

还可把子宫比作一个煮熟的鸡蛋，子宫的浆膜层就是最外面的"鸡蛋壳"，表面光滑就不至于与盆腔内肠管等其他脏器粘连。子宫肌层就是"鸡蛋白"，具有肌肉的弹性特点，妊娠后可使子宫的容积增加 200 倍以上，可以容纳足月的胎儿。肌纤维随着胎儿的生长而伸展。子宫内膜就是最里面的"鸡蛋黄"，只不过人体的子宫内膜并不是像熟鸡蛋黄那样"实心的、沙瓤的"，而是像在子宫肌层内部表面长了一层灌木丛，是柔软的、中空的。

如果子宫肌层长了肌瘤，好比墙壁里面多个块石头。如果把子宫比作人的躯干，那么输卵管就好比人的上肢，输卵管伞就好比人的手，张开可拾卵。输卵管周围粘连好比手臂上缠裹了绷带，折叠扭曲。输卵管积水好比手指闭锁。输卵管黏膜和子宫内膜具有延续性，输卵管内膜也会对激素产生反应，这是输卵管妊娠的发病基础之一。

第5问　月经周期性引起生殖器官哪些变化？

　　人体就像一个精密的仪器，所有的活动都受大脑高级中枢的调控，在下丘脑－垂体－卵巢轴的调控下，激素靶生殖器官产生一系列反应。阴道、子宫、输卵管等器官在周期里的变化环环相扣，有严格的时间性（即"同步性"），任何一环跟不上，都会导致不孕。

　　阴道黏膜与子宫内膜的变化周期相同。排卵前，阴道上皮在雌激素的作用下底层细胞增生，逐渐演变成中层和表层细胞，表层细胞出现角化，在排卵期最明显。阴道壁细胞内含有丰富的糖原，糖原经阴道内的阴道杆菌分解成乳酸，使得阴道内有一定的酸度（pH大多在3.8～4.4），可以抑制致病菌繁殖。排卵后，在孕激素的作用下，表层细胞脱落。所以，医生可以从女性的侧壁阴道脱落细胞的层次变化了解体内雌激素水平和有无排卵。

　　子宫内膜的功能层会随着下丘脑－垂体－卵巢轴的指挥，在女性激素的调节下"潮起潮落"地发生周期性的变化，历经月经期、增殖期和分泌期。在月经干净后，体内雌激素水平降低，宫颈管黏液量分泌也很少，卵泡刺激素（follicle stimulating hormone, FSH）负反馈，刺激分泌细胞的分泌功能，使雌激素水平不断提高。所以，在月经刚干净和快来月经时，白带的量少且呈白色糊状。但在排卵期，宫颈管黏液量分泌增加，黏液稀薄、透明，拉丝度可达10cm以上，就像鸡蛋清一样，并有一定的韧性。宫颈黏液在非排卵期呈网状排列，以阻止精子穿透。但在排卵期受激素的影响，黏液变得稀薄，呈隧道样排列，以利精子像火车般地从隧道内快速穿过。

输卵管也在体内雌激素和孕激素的调控下发生周期性变化。排卵前受雌激素调控，排卵后受雌激素和孕激素的影响。雌激素可促进输卵管发育及输卵管肌层的节律性收缩，孕激素能减缓输卵管的收缩速度，降低输卵管的收缩频率，它们共同作用以保证受精卵在输卵管内正常运行，从受精场所——输卵管的壶腹部，运行到子宫腔内。

除此之外，人体内脂肪、皮肤、毛发、骨骼等也与雌激素水平有关，会出现一系列由雌激素代谢引起的表现，如腹部脂肪堆积、痤疮、秃发、骨质疏松、记忆力减退、失眠等。因与生育关系不大，此处就不一一展开细谈。

第6问 女性年龄与卵巢储备功能有何关系？

女性具备生育能力是以排卵为标志的。女性通常在 12～14 岁月经初次来潮而后卵巢开始活动，具备排卵能力，可以妊娠。但是在初潮后的相当一段时间内，排卵很不规律，受孕的机会较少，在 18～20 岁以后才能有规律排卵，妊娠能力趋向成熟。我们可以把年龄分成几个阶段。

25～29 岁：有正常排卵，月经周期为 28 天左右，进行女性内分泌检查，显示 FSH、雌激素（E）、黄体酮均正常；B 超检查提示窦卵泡数量较多。

30～38 岁：月经周期正常，内分泌化验显示各项数值正常，B 超检查提示窦卵泡数值有所减少。

39～43 岁：月经周期正常，但较以往缩短，有时为 24 天左右，FSH 稍上升，雌激素（E）仍正常，孕激素（P）值正常或偏低，卵泡进一步萎缩。

44～45 岁：有或无排卵，月经周期不规则，FSH 上升，E 和 P 值下降。

46～49 岁：下丘脑 - 垂体 - 卵巢性轴功能障碍，偶尔排卵，月经不常来潮，FSH 上升，雌二醇（estradiol, E_2）下降，无黄体酮分泌。

≥50 岁：绝经期，FSH 和黄体生成素（luteinizing hormone, LH）上升，无 E 和 P 分泌，无排卵。

通常而言，女性的生育期是 18～48 岁，月经初潮至 20 岁为低生育期，20～35 岁是生育高峰期，35～48 岁是绝经前生育减退期，又称晚生育年龄。随着晚婚晚育人数的增加和离婚率与再婚率的提高，要求在生育减退期年龄段生育的女性人数大大上升，这对生殖科医生是一个很大的挑战。因此要对这个年龄段的女性生育能力进行评估，就牵涉出一个"卵巢储备"的研究。一般来讲，女性的生育能力随着年龄增长而下降，临床上认为，女性在 34 岁后卵巢内的大批原始卵泡成批大量地"凋亡"，生育能力就随之下降。生殖能力的下降主要与卵巢本身的储备能力下降有很大关系。卵巢储备是指卵巢中卵泡的生殖潜能卵巢储备功能下降除了与年龄有密切关系，还与卵巢手术、盆腔放疗、盆腔化疗、吸烟、感染、卵巢血供下降，甚至与基因、免疫系统的异常均有关。

第7问 如何衡量卵巢的储备功能呢？

请记住口诀：ABCTEF

A 可以代表年龄和抗苗勒管激素（anti-Müllerian hormone, AMH）。年龄增长导致卵泡数目下降、卵子质量下降、AMH 下降、FSH 上升、FSH/LH 上升、睾酮下降、卵巢储备减低。但是，外观年龄 ≠ 实际年龄，生理年龄 ≠ 生殖年龄。FSH 与年龄正相关，雌激素与年龄负相关。35~39 岁女性：3 个周期试管婴儿持续妊娠率（cumulative conception rate, CCR）约 35.9%，5 个周期约 38.7%；40~45 岁女性：3 个周期 20.2%，5 个周期 CCR 约 20.2%；45 岁以上妊娠非常困难；43 岁以上试管婴儿活产率明显下降，约为 1.1%。

AMH 是生殖年龄计时器。目前 AMH 和窦卵泡数（antral follicle count, AFC）更适合预测卵巢反应。AMH 预测卵巢低反应（获卵 ≤3 个）界值 0.75ng/ml，曲线下面积（area under the curve, AUC）= 0.79，敏感度、特异度分别为 67.3%、80%。汉族女性 18 岁后 AMH 值开始逐年下降，50 岁后接近 0。AMH 反应的是 ≤5mm 所有生长卵泡。AMH 正常参考值为 2.6~6.8ng/ml，多囊卵巢综合征（polycystic ovary syndrome, PCOS）、颗粒细胞瘤时 AMH 有时可 >7ng/ml；卵巢储备功能减退时 AMH 可 <1.1ng/ml（欧洲人类辅助生殖协会标准）。

B 是指抑制素 B（inhibin B, INHB）和 B 超。INHB 在 FSH 作用下由颗粒细胞分泌，属于 TGFβ 超家族，可选择性抑制垂体 FSH 的分泌。INHB 在早中卵泡期的上升，参与对晚卵泡期 FSH 的降调节。24~40 岁女性，INHB 与

FSH 显著负相关，与 AFC 显著正相关。B 超评价卵巢血流和卵巢体积并不优于 AFC。月经第 2～3 天经阴道超声测定的卵巢体积为基础体积，卵巢体积 $=D1 \times D2 \times D3 \times \pi/6$。卵巢体积 ≤3ml 提示 IVF 中卵巢反应不良，腹腔镜手术所见也可大体按照立方体对卵巢体积进行粗略计算。

C 是指卵泡直径 2～10mm 大小卵泡数目，2～6mm 卵泡与 AMH 及获卵数高度正相关，比 7～10mm 卵泡能较好的预测卵巢反应性。

T 指检测和睾酮，检测包括氯米芬刺激试验、促性腺激素释放激素激动剂刺激试验和外源性 FSH 卵巢储备试验。睾酮与年龄呈负相关，但相关性小于 FSH。补充脱氢表雄酮（dehydroepiandrosterone, DHEA）可降低基础 FSH 和 $E2$，增加 AFC、AMH 和抑制素 B（inhibin B, INHB）。

E 指雌激素，基础雌激素水平升高是卵巢储备功能减低的早期提示，往往早于 FSH 水平的升高。所以在月经期 E_2 水平升高，一方面看 B 超有无提示上周期的残存大卵泡；另一方面综合看患者的年龄及其他因素，是否提示卵巢功能要开始减退了。高龄女性早期升高的 E_2 是由于 FSH 升高使卵泡提前发育。基础 $E_2 > 80pg/ml$（300pmol/L）提示卵巢低反应，基础 E_2 升高伴随黄体酮高，提示前一周期黄体退化不全。硫酸脱氢表雄酮（dehydroisoandrosterone, DHEA-S）是主要由肾上腺合成的类固醇激素，在含有硫酸酯酶活性的组织中，DHEA-S 能够转化为非类固醇的 DHEA。DHEA 和 DHEA-S 可能部分的新陈代谢为活性雄激素以及雌激素，血清以及血浆中 DHEA-S 是所有类固醇中最高的。DHES、睾酮和一些其他雄性激素被用于评估肾上腺功能和区分肾上腺对雄激素分泌过多状态由睾丸还是或卵巢引起的。

F 是指 FSH，FSH＞8U/L 提示自然妊娠率下降，每升高 1U/L，下降约 7%，FSH≥15U/L，IVF 获卵数少，周期取消率升高。卵巢功能减退患者中，缺乏雌激素负反馈作用，FSH 出现升高，而早于 LH 升高，出现 FSH/LH 比值升高。这里插一句，卵泡的周期变化是从始基卵泡（经过 9 个月）到窦前卵泡（又经过 65 天）、窦卵泡（募集阶段，又经过 20 天），最后才发展成排卵前的主导卵泡。前面两个卵泡期不依赖 FSH，后面三个卵泡阶段因对 FSH 有依赖反应，可受外源药物控制。对就诊路途遥远、不能按时来医院检查的患者，可用排卵试纸测量尿 LH 的峰值，这就方便多了。半定量排卵试纸是介于定性和定量之间，通过与比色卡比对，给出一个 LH 参考范围。如 LH 持续在 20～45，也就是半定量一直阳性，但是没有明显峰值，并且持续的时间比较长（2～5 天），这个时候考虑可能卵泡黄素化了。

门诊医生可以根据阈值窗理论做个有趣的统计：工作期间使用 FSH 一共注射了多少剂量？多少个周期的刺激才出现优势卵泡，又连续使用了多少天，从而才获得"抱婴回家"的成功，是很有意义的一个回忆记录。

第 8 问　卵巢储备功能的影响因素有哪些？

卵巢储备功能减退是卵巢衰退的表现，影响卵巢储备功能的因素包括年龄、卵巢本身病变（如畸胎瘤、卵巢巧克力囊肿等）、卵巢手术（涉及卵巢的手术可能影响卵巢功能）；遗传因素（如携带某些致病基因）、免疫因素、内分泌因素（包括甲状腺相关抗体）、感染、营养、精神心理等。

年龄是决定卵巢储备功能的最重要的因素。年龄是个宝，越小越好。古人云：女大三十老人家。这句话也很有道理，肯定是经过仔细观察而提出的。女性一般从 30 岁起生育能力开始下降，99% 的 45 岁以上女性不能受孕。

卵巢巧克力囊肿是否手术，要考虑到病变程度、卵巢的功能、症状、男方情况和生育要求。因为手术本身可能对卵巢功能带来伤害。囊肿切除术后自然妊娠率，优于 B 超引导下的囊肿抽吸和腹腔镜下的囊肿壁电灼，但后两者在卵巢功能保护方面或有优势。笔者进行的一项 meta 分析表明，相对于卵巢囊肿手术或不处理，卵巢巧囊抽吸术可获得较好的促排卵卵巢反应性、卵巢储备和试管婴儿妊娠结局。

但如果巧囊手术后复发，不建议 2 次手术，宜尽早助孕。2022 年美国生殖医学会（American Society for Reproductive Medicine, ASRM）的子宫内膜异位症指南指出，巧囊患者在体外受精 – 胚胎移植（In Vitro Fertilization and Embryo Transfer, IVF-ET）治疗前是否进行手术治疗，其 IVF 治疗结局并无差异。再次强调，手术切除卵巢巧克力囊肿并不改善 IVF 结局，因此不建议在 IVF 前行巧囊剥除术，除非大的囊肿影响取卵或症状严重或可疑恶性肿瘤。抗结核治疗提高盆腔结核患者的卵巢功能。

某些关键基因的突变和外部不良环境如妊娠期暴露吸烟（孕妇吸烟或吸二手烟），可影响胎儿期始基卵泡池的建立，并影响女婴成年后的卵巢储备功能。

盆腔炎症可能导致卵巢周围粘连，影响卵巢功能。腹腔镜手术中有时可看到，卵巢周围粘连侧的卵巢体积往往小于非粘连侧，而 B 超显示的 AFC 的数目亦是如此。研究表明，高的促甲状腺水平及相关甲状腺抗体与 AMH 提示的卵巢储备功能低下相关。

营养不良、神经性厌食等可影响卵巢功能。肥胖会影响生殖健康，包括卵巢功能。肥胖已经被认为可以改变 AMH 的产生。肥胖对 AMH 水平的负面影响程度，以及对正常月经周期的健康女性卵巢储备的影响程度，目前还不确定。考虑到肥胖对 AMH 产生影响的生物学基础尚不清楚，这一结论是谨慎的。

在超重和肥胖女性中，增加对生育饮食的坚持控制与卵巢储备标记物 AMH 的改善有关。精神压力过大、环境改变、焦虑抑郁等情绪，亦可影响月经和卵巢功能。门诊上经常见到因刚上初中或高中或大学的环境压力变化，导致月经失调的青少年。

第 9 问　如何进行黄体支持?

黄体酮（孕酮）对成功妊娠至关重要，能发挥妊娠的保护作用，能显著降低先兆流产和复发性流产的发生风险，可为妊娠提供全程守护。尤其是接受人类辅助生殖技术（assisted reproductive technology, ART）的患者，较普通患者早期流产风险更高，黄体支持可以改善妊娠结局。孕酮能发挥妊娠的保护作用，能显著降低先兆流产和复发性流产的发生风险。对于自然妊娠者，在临床上孕酮低于 10ng/ml 就不建议再保胎了。孕期孕酮一直是脉冲样分泌，血清浓度波动很大，仅仅单次偏低，不要紧张，可能测量时恰巧在脉冲的低谷，需要再次复查鉴别。外周血孕酮一般不作为常规评估妊娠预后指标，但是不代表不需要监测孕酮水平。针对低孕酮水平进行的黄体酮补充和黄体支持，或许可以避免单纯由于黄体功能不全引起的流产。而另一方面，如果胚胎真有问题，也不是补充孕酮能避免流产的。

黄体的功能依赖于 LH 分泌脉冲的频率和幅度，LH 不足可引起黄体过早退化，比如排卵后 10 天即出现退化。因此补充 LH 类似物可有利于支持黄体，最经济的办法是补充人绒毛膜促性腺激素（human chorionic gonadotropin, hCG）。可以在排卵后的第 3、6、9 天给予 hCG 2000U 肌注，第 10 天开始再补充孕酮。对可疑黄体功能不全者或子宫内膜异位症患者，自然排卵后可不必在排卵后立即给予黄体酮，否则外源性黄体酮可抑制本身的黄体功能。而对于使用了尿促性素 HMG、氯米芬、来曲唑等促排卵药物以及 hCG、促性腺激素释放激素激动剂 GnRHa 等诱发排卵药物的患者，应给予黄体支持，因为这些药物会对自身的黄体功能会产生不利影响。

在体外受精 – 胚胎移植（IVF-ET），也就是试管婴儿过程中，鲜胚移植患者经过经阴道取卵，患者的颗粒细胞大多丢失（被取卵针抽吸走了），黄体受到破坏，存在黄体功能不足问题，需要补充黄体酮。一般鲜胚移植后黄体支持的用量为黄体酮注射剂的等效量 80mg，一般可以是地屈孕酮 20mg 一日两次，加黄体酮胶囊 200mg 口服或阴道放入。目前也有阴道放入的黄体酮凝胶，一般来讲，阴道黄体酮凝胶 90mg 相当于黄体酮注射剂 40mg。地屈孕酮 10mg 基本上相当于 100mg 黄体酮或注射的 20mg 黄体酮。

第 10 问　如何获取较准确的妇科内分泌化验单?

获取较准确的妇科内分泌化验单需要选择合适的抽血时间和科学的解读。

在来月经的第 2～3 天(卵泡早期)抽血为最合适,一般不能超过第 5 天。这就要求患者会计算自己的月经时期,要从来月经第一天开始计算。如果月经不调,由口服或肌注孕酮引起的阴道撤血,也可从出血的第 2～3 天化验。在排卵的前期(若是 28 天的月经周期,则在此次月经的第 13～14 天)测 FSH、LH、E$_2$ 三项,看三条数值的高峰上升轨迹情况,预测排卵的日期。以 28 天的月经周期为例,在月经的第 21～25 天查孕酮值。月经周期长可以在下次来月经的日期往上推一周时间抽血化验,因为月经周期的长短是由月经的增生期长短来决定的,而黄体期一般固定在 12～14 天。长时间不来月经者,如超过 35 天以上,可随时抽血查内分泌情况。AMH 相对稳定,可于月经周期的任何时间随机抽血。

月经呈周期性,性激素也有周期性的变化波动,因此要根据月经周期的时间来测定和评估。看诊女性不孕症,就必须熟练阅读和分析化验单。下面我们就从三个不同阶段抽血的结果来分析,以下是抽血化验前的五个注意点。

卵泡早期(月经来潮的 1～3 天)的妇科内分泌又称基础性激素,但月经稀发或闭经者,尿 hCG 呈阴性,超声显示双侧卵巢无大于 10mm 卵泡,内膜小于 5mm,就可作为卵泡基础状态,也可进行抽血检查,反映的是患者卵巢功能和激素的一般水平。此时查黄体酮一般没有意义。对卵巢黄体萎缩不全者,基础状态内分泌仍可出现高黄体酮的状态。如果是非正常月经,黄体酮高,LH、FSH 极低,应考虑是否已经妊娠。

由于在月经周期中睾酮、泌乳素（prolactin, PRL）变化波动不是太大，可以在周期的任何一天测定。测定 PRL 时，应注意休息半小时，保证睡眠充足，避免刺激乳房、剧烈运动等情况。排卵后 7 天左右可测黄体酮，可部分反应黄体功能。但应注意，黄体酮是脉冲式分泌的，可高可低。不同实验室不同的表示单位，结果不一样，注意换算对比。

根据多个指标综合分析评价，还要考虑其他内分泌系统对性腺轴的影响，因此可同时化验甲状腺功能、筛选糖尿病和子宫内膜异位症的相关检查。

第 11 问　如何解读 FSH、LH 的化验结果？

由于临床上要对比 FSH、LH 的比值，所以二者常常一起被检查。

FSH、LH 能直接反映下丘脑、垂体功能。反映卵巢功能是以 FSH 为主，排卵期看 LH 为主。在卵泡初期，它们的基础正常值均为 5～10IU/L，LH 略低于 FSH，整个卵泡期保持平稳低值。排卵前达到高峰，LH 峰可以达到 40～200IU/L，在 LH 值≥40IU/L 时，LH 峰就会出现，预测 24～36 小时就可能排卵。

如果基础卵泡期时 LH 升高（＞10IU/L），对卵子、胚胎和着床前内膜均有损害，可能在临床上造成不孕和流产。特别是 LH 诱导卵母细胞过早成熟，造成受精卵着床困难。所以在不孕症的治疗中，FSH、LH 的数值和比值，有着其特殊的意义，并可预测排卵的大概时间。

基础 FSH、LH 均小于 5IU/L 时，提示可能为低促性腺激素（gonadotropin,Gn）状态，也应该注意排除妊娠状态。低 Gn 提示下丘脑或垂体功能减退，内源性促性腺激素降低，内源性雌激素降低；也可能是运动过度、减肥过量、患有高泌乳素血症、长期口服避孕药、药物性垂体调节后等导致的。

FSH/LH 为 2～3.6 提示卵巢储备功能不足，患者可能会对控制性超促排卵技术（controlled ovarian hyper stimulation, COH）反应不佳。如果 LH/FSH 比值升高＞2，提示下丘脑垂体功能失调，内源性促性腺激素正常，有一定内源性雌激素，高度提示 PCOS。或者 FSH、LH 都正常，E_2 偏低或正常，也不排除 PCOS。

基础 FSH＞12IU/L（连续两个周期测定）提示卵巢储备功能减退（diminished ovarian reserve, DOR），促排卵效果不佳，此时应结合 AMH 等来更准确地判断卵巢储备功能。

如果检查两次 FSH＞20IU/L，可认为是卵巢早衰（premature ovarian failure, POF）隐匿期，提示一年后可能闭经。

基础 FSH＞25IU/L，并由月经稀发或闭经至少 4 个月，可诊断为早发性卵巢功能不全（premature ovarian insufficiency, POI）。

如果 FSH＞40IU/L，LH＞40IU/L，E_2＜5pg/ml（275pmol/L），AMH＜0.5ng/ml 提示卵巢功能已衰退，高 Gn 闭经。如果发生在 40 岁以前，称为卵巢早衰。

卵巢不敏感综合征（insensitive ovarian syndrome, IOS）又称为卵巢对抗性综合征，临床表现为高促性腺激素低性腺激素性闭经，表现为内源性促性腺激素的水平升高，卵泡内虽然可以有正常卵泡存在，但对大剂量外源性促性腺激素缺乏反应。

第 12 问　女性不同时期的女性雌激素的水平是如何变化的?

雌激素（E）是女性体内最重要的激素，内源性雌激素主要包括雌酮（estrone, E_1）、雌二醇（estrodiol, E_2）及雌三醇（estriol, E_3），在女性一生的各个时期都占据着不可替代的地位，发挥着重要的生理作用。其中 E_2 是身体内生物活性最强的雌激素，E_3 的活性最弱。绝经前主要是 E_2，绝经后主要是雌酮。

E_2 的基础值为 30～50ng/ml，但在卵泡发育进入活跃期后成倍增长，在排卵前 24～36 小时达到高峰（可达 300～400ng/ml）提示卵泡成熟。排卵后快速下降至 50ng/ml，排卵后的第 8 天，随着黄体的形成，E_2 再度上升形成第二峰，约为第一个峰值的 50%（200～300ng/ml）以后逐渐下降至最低值—基础值。E2 主要由卵巢、胎盘产生。代谢过程：主要胆固醇→孕激素→雄激素→雌激素，另少量由肾上腺产生（图 12-1）。所以，少女在青春发育期间，不应盲目减肥，适量脂肪是维持月经必要的。厌食症极度消瘦的女孩，月经往往不正常。

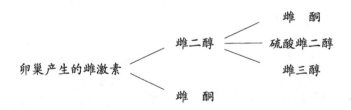

图 12-1　卵巢雌激素生成路线

妊娠早期雌激素主要由黄体产生，妊娠 10 周后由胎儿—胎盘单位合成，妊娠末期，雌激素的含量为非妊娠女性的 100 倍（主要成分已代谢为 E_3）。雌激素的靶器官除包括生殖系统的外阴、阴道、子宫、输卵管和卵巢，还包括皮肤及其附属物、骨骼、心血管系统、肝脏、中枢神经系统（体温中枢）。雌激素与一系列生长因子共同作用，促进了组织和器官的生长和分化，对生殖系统、神经系统和骨骼系统的发育都有重要的作用。

雌激素是女性第二性征发育的保证，不同时期的女性 E_2 水平不同。青春期前 E_2 的水平低，但 8 岁前出现第二性征发育，FSH＞4.0IU/L，LH＞3.0IU/L，E_2＞5pg/ml（275mol/l），就可确定青春期在中枢已启动，LH／FSH＞0.6 时提示为中枢性性早熟。

E_2 降低见于女性青春期延迟、原发性或继发性闭经、卵巢早衰、卵巢切除、下丘脑病变、垂体前叶功能减退等情况。对于生育期女性问诊时，一定要追问清楚，是否在口服避孕药及治疗子宫内膜异位症。口服避孕药可会使 E_2 降低，含雄性激素的药物也可使 E_2 水平下降。

E_2 升高见于无排卵性异常子宫出血，绝经后出血，某些功能性卵巢肿瘤——颗粒细胞瘤或罕见的雌激素分泌性瘤，也可使 E_2 水平超过排卵期的最高值。

在生殖助孕方面，氯米芬、尿促性素、hCG 等药物都会使 E_2 明显升高，所以提醒用药时的医生要注意甄别。临床上常用的雌激素分别含 17β 雌二醇、戊酸雌二醇、结合雌激素等。

第 13 问　卵巢过度刺激综合征有哪些高危因素?

卵巢过度刺激综合征（ovarian hyperstimulation syndrome, OHSS）是促排卵治疗引起的严重并发症，以卵巢增大、血管通透性增加、第三体腔积液及相关的病理生理过程为主要特征，严重时可危及患者生命。OHSS 原发性高危因素有高 AMH 水平（AMH>3.36ng/ml 可独立预测 OHSS）、年轻（<33 岁）、卵巢多囊样改变、AFC>14 个、过敏体质、低体重指数、甲状腺功能减退等。多胎妊娠、扳机及扳机后使用 hCG、获卵数较多（>11 个）等继发因素也可能导致 OHSS。

E_2 是检测卵泡成熟和 COH 中 OHSS 的预测指标。促排卵治疗时，当卵泡≥18mm 和 / 或血清 E_2 达 300pg/ml 时，停用 HMG，当日或于末次注射 HMG 后 24～36 小时注射 hCG 4000～10 000U。hCG 日 E_2<3670pmol/l（1000pg/ml），一般不会发生 OHSS。hCG 日 E_2>9157pmol/L（2500pg/ml）为发生 OHSS 的高危因素，应该及时停用或减少 HMG 用量，不应该使用 hCG 支持黄体功能，改用 GnRHa 扳机可减少或避免 OHSS 的发生。hCG 日 E_2>14 800pmol/L（4000pg/ml）时，近 100% 发生 OHSS，并可迅速发展到重度 OHSS。

第 14 问　如何解读内分泌六项中的孕激素？

　　孕酮是一种重要的孕激素，是维持妊娠所必需的一种激素。孕酮由卵巢、胎盘和肾上腺皮质分泌，在妊娠期主要来源于胎盘，孕激素在雌激素的基础上产生作用。孕激素的测定有助于分析不孕症病因和流产的鉴别诊断。

　　孕酮在基础卵泡期一般都<1ng/ml，如果孕酮升高，达到了排卵后水平，有可能为高孕酮血症，需寻找原因。

　　如果在卵泡早期孕酮值>1ng/ml，常提示上一周期黄体萎缩不全，预示此周期若施行促排卵方案，效果结局可能不佳，因此要耐心等待前期残存大卵泡消失（最长可能要 3 个月才能消失）。

　　如果几次检查在卵泡早期的孕酮值均>3ng/ml，就要排除有无肾上腺皮质增生症（如 21 羟化酶缺乏症、17α 羟化酶缺乏症），因为孕酮有一部分是由肾上腺皮质分泌。

　　月经周期正常者，可选择月经的第 21～23 天（黄体中期）抽血检查孕酮。月经周期延长的患者可以在下次月经来潮的前一周检查，查孕酮的目的是了解是否有排卵以及黄体的功能。在月经周期中外周血中的孕酮主要来自排卵后所形成的黄体，其含量随着黄体的发育而逐渐增加。黄体中期孕酮值>3ng/ml，也有的专家说 5ng/ml，就提示有排卵可断定有黄体形成（LUFS 除外）。如果黄体中期及排卵后 7 天左右（大约是月经的第 21 天），孕激素>10ng/ml（31.8nmol/L）可以证明有功能性黄体存在。若孕酮值<10～15ng/ml，可考虑为黄体功能不全（luteal phase defect, LPD），孕酮>25ng/ml（79.5nmol/L）为黄体功能较好。所以测孕酮在临床上可以判断有无排卵及排卵的时间，大概可以判断目前是月经周期的哪一阶段。另外，妊娠期为脉冲式分泌，血孕酮的测定值波动程度很大，对临床的指导意义不大。

第 15 问　测量孕激素有何临床意义？

孕激素相对雌激素而言，是另一种重要的、不可缺少的女性激素，它和雌激素有协同作用，又有拮抗作用。孕激素可抑制子宫内膜过度增长，有将内膜从增生期转化为分泌期的作用。所以孕激素始终是治疗闭经、排卵障碍的异常子宫出血、子宫内膜病变和围绝经期四个方面治疗配伍使用的重要基础。了解不同孕激素转化内膜的有效剂量，掌握不同孕激素的有效剂量，把握周期和序贯用药的原理十分重要。

孕激素在妊娠生理的重要作用为辅助生育在内膜转化和黄体支持，适时、适量的外源性的孕激素对受精卵着床和维持妊娠至关重要。在子宫内膜小于6mm 时，单用孕激素不一定能诱发撤退性出血，进而需要雌、孕激素序贯或联合治疗试验。先给予补充雌激素（如 E_2 数天），待内膜增长后再通过孕激素撤退来月经。

而孕酮是一种重要的孕激素，在卵泡早期，可检测预期当月若促排是否能成功。通常此时孕酮值很低，一般情况下是小于 1ng/ml 或 3.2nmol/L，是月经周期的最低水平。如果此时孕酮值高，必须结合做 B 超，排除有无上次月经周期的残存大卵泡，以决定是否取消此次促排卵。

测量孕酮也可用于了解卵巢有无排卵。在排卵前的 1～2 天孕酮开始上升，与 LH 峰同步上升，孕酮起始上升是临近排卵的重要标志。孕酮上升至 3ng/ml（6～36nmol/L）是排卵的强有力的证据，如果月经周期长，可在下次月经前的 3～5 天测定。

还可了解黄体功能的优劣。一般在月经周期的第 21~23 天抽血测定。排卵后孕酮分泌量迅速增加，孕酮呈脉冲式地上升，每天的波动可达 6~10 倍，4 天左右就迅速达到分泌高峰，然后维持 1 周左右，在下次月经来潮的前 4 天开始迅速下降。

如果是孕妇，在黄体中期孕酮值＜10~15ng/ml，考虑为早期退行发育，提示胚胎发育不好，敏感性为 93%，特异性为 94%。但若孕早期孕酮为 20~30ng/ml，已能满足人类维持早期妊娠的需要，大于 60ng/ml 可以停用 hCG 或孕酮。所以孕酮水平低可能是先兆流产的原因，也可能是胚胎发育不好的结果。要检测孕 8~10 周前的胚胎发育，可选择动态检测 hCG，配合超声检查。

由于孕酮分泌的方式是脉冲式的，在卵泡期脉冲幅度小，单次测定可代表平均水平，但在黄体期脉冲幅度很大，单次测定难以代表真实的数值，故建议 3 次测量的平均值。

第 16 问　激素、维生素测定不同单位间如何转换?

　　由于各种检验仪器和试剂盒不同, 激素水平测定常存在两种类型的单位, 为方便日常工作, 现将常用指标转化表总结如下, 见表 16-1。

表 16-1　不同单位转换运算表

E_2	pmol/L	=pg/ml × 3.67
FSH	U/L	=mU/ml
LH	U/L	=mU/ml
孕酮	nmol/L	=ng/ml × 3.18
PRL	mU/L	=ng/ml × 21.2
叶酸	nmol/L	=ng/ml × 2.27
胰岛素	pmol/L	=U/ml × 6.965
维生素 B_{12}	pmol/L	=pg/ml × 0.739
β-hCG	U/L	=ng/ml × 5
睾酮	nmol/L	=ng/ml × 3.47

第 17 问　如何解读内分泌七项的泌乳素和促甲状腺激素？

内分泌七项就是内分泌六项基础上加了促甲状腺激素（thyrotrophin，TSH），也有医院月经期内分泌六项的激素是以 TSH 替代了孕酮（月经期查意义不大）。

PRL 又称泌乳素，是腺垂体的泌乳细胞分泌的一种多肽蛋白质类激素。PRL 平时由垂体前叶 PRL 细胞分泌，子宫内膜 PRL 由分泌期间质细胞产生，PRL 参与子宫内膜的蜕膜化反应，妊娠后由蜕膜细胞分泌。主要在肝、肾部位降解，从肾脏排泄。正常育龄女性血清 PRL 水平一般低于 25～30ng/ml。PRL 其分子形式有多种，单体小分子 PRL 占全部 PRL 的 80%，相当于分子量 23kDa，生物活性和免疫活性最高；二聚体大分子 PRL 占 8%～20%，相对分子量 50kDa；多聚体大大分子 PRL 占 1%～5%，相对分子量 >100kDa；以上生物活性减低，免疫活性不减。PRL 是阵发性分泌，每天有 10～13 个峰值，峰值最多可持续 67～76min，入睡后 60～90min 振幅最大，醒后逐渐下降。睡眠、运动等可影响 PRL 分泌，按摩刺激乳头、胸部创伤以及大手术麻醉均会使 PRL 值升高。用餐半小时 PRL 值会升高 50%～100%，所以检测前进早餐时还要忌油腻和高蛋白。PRL 还参加应激反应，一般要求受检者安静地坐在化验室 30min，不得走动和喧哗。

PRL 的生理作用：在青春期促进乳腺发育；妊娠期 PRL 与雌孕激素共同作用，使乳房具备泌乳能力，但维持不泌乳，妊娠期随着孕周的增加而升高。分娩后启动和维持泌乳，但分娩后若未哺乳，3 个月可降至正常。PRL 可维持黄体和孕酮产生，刺激 LH 受体产生，从而促进排卵，使黄体生成；PRL 对性腺具有调节作用，有研究证实对卵巢活动有双向调节作用。PRL 还参与免疫调节作用、应激反应。PRL 的正常值有 3 种表示范围：1.14～1.37nmol/L，25～30ng/ml，<500mlU/L。非妊娠期 PRL<25ng/ml，妊娠早期<80ng/ml，妊娠中期<160ng/ml，妊娠晚期<400ng/ml。

TSH 对提示甲状腺功能亢进或减退有意义。TSH 升高提示亚临床甲减或甲减，TSH 降低提示亚临床甲亢或甲亢。提示甲减或甲亢则需补查甲功三项或五项，主要看游离甲状腺激素 FT_4，甲状腺过氧化物酶抗体 TPO 水平。甲亢患者应待病情控制平稳再考虑妊娠，I^{131} 对胎儿有影响，治疗后至少 6 个月方可妊娠。甲减患者的甲状腺激素补充应依据 TSH 水平调整用量。普通不孕合并甲减患者 TSH 调整到正常值以下，妊娠期 TPO 阳性或有自然流产史患者不论 TPO 是否阳性，建议控制 TSH 水平在 2.5mU/L 以下。

第 18 问　高泌乳素血症如何治疗？

高泌乳素血症的病因可分为生理性、病理性、药理性和特发性。

生理性高泌乳素血症主要发生在妊娠、乳头刺激或应激（强体力运动、低血糖等）时。长期服抗精神病药、抗忧郁药、抗癫痫药、抗高血压药、抗胃溃疡药和阿片类药物均可引起血清 PRL 轻度或明显升高。病理性高泌乳素血症主要由各种引起下丘脑 – 垂体轴（HPA）功能紊乱疾病所致，包括下丘脑或垂体柄病变、炎症、损伤等；原发性或继发性甲状腺功能减退；一些内分泌疾病如慢性肾衰竭、肝硬化等。凡是不属于上述三种病因，经多年随访无明显的临床症状和影像学证据可能为特发性高泌乳素血症，血清 PRL 增高多为 60～100ng/ml。

若 PRL 数值＞100ng/ml 且还在发展，就要警惕向垂体大腺瘤发展，尤其出现月经失调、溢乳、性欲减退、不孕、多毛、过早的骨质疏松等临床表现，应行垂体磁共振检查。确诊后应明确病因，根据病因选择药物治疗、手术治疗或放射治疗。

常用治疗药物有甲磺酸溴隐亭、喹高利特、维生素 B_6 等，需要根据患者情况选择合适的药物。当垂体肿瘤产生明显压迫及神经系统症状或药物治疗无效时，应考虑手术切除肿瘤。手术前短期服用溴隐亭能使垂体肿瘤缩小，术中出血减少，有助于提高疗效。放射治疗用于不能坚持或耐受药物治疗者，但放射治疗显效慢，可能引起垂体功能低下、视神经损伤、诱发肿瘤等并发症，一般不主张单纯放疗。

第19问　如果在口服溴隐亭期间发现怀孕了，孩子能要吗？

溴隐亭是妊娠期用药分类中的 B 类药，对胎儿是相对安全的，如果在服药期间妊娠不必因此终止妊娠。一般来讲，可于妊娠或监测到胎心后酌情停药。停药前需测量血 PRL 水平，参考妊娠期 PRL 水平，如水平仍很高可继续应用溴隐亭，如<80ng/ml 可考虑逐渐减量或停药。若因维持黄体功能需要，可在孕 12 周后停药。减量应该缓慢分次进行，每 1～2 周减少 1.25mg。相反的，如果妊娠期间因停药导致泌乳素过高，可能有胚胎停止发育的风险。另外，可参考妊娠期泌乳素水平值，来调整溴隐亭用量。另外需要注意的是，溴隐亭应该随餐口服，减少恶心、呕吐等不良反应。如反应较重，可将溴隐亭药片放入阴道使用。

第 20 问　雄激素有何生理作用？

女性的雄激素主要来自肾上腺，卵巢也能分泌部分雄激素（约占 25%）。DHEA-S 几乎全部由肾上腺合成。排卵前血循环中的雄激素增高，一方面可以促进非优势卵泡闭锁，另一方面可以提高性欲。自青春期开始，雄激素分泌增加，促使阴蒂、阴唇和阴阜的发育，促进阴毛、腋毛的生长。雄激素能促进蛋白合成，促进肌肉生长并刺激骨髓中红细胞的增生。在性成熟期前促使长骨骨基质增长和钙的保留。性成熟后可导致骨垢的关闭，使生长停止。雄激素还可以促进肾脏对水钠的重吸收并保留钙。雄激素通过调节子宫内膜间质细胞的转录组和分泌组，在增强子宫内膜和蜕膜功能方面也发挥重要作用，并对胰岛素样生长因子结合蛋白 1、同源框基因（HOXA10、HOXA11）、泌乳素等产生调节作用，这是胚胎植入所必需的。

女性正常雄激素的正常值为 20～80ng/ml（0.7～3.1nmol/L），卵泡期 < 1.4nmol/L，排卵期 < 2.1nmol/L，黄体期 < 1.7nmol/L，绝经后 < 1.2nmol/L。血 T 值高，可引起女性不孕。当雄激素 ≥200ng/ml（6.9nmol/L），则有雄性激素肿瘤可能，如卵巢支持 - 间质细胞瘤。

DHEA 是雄激素的重要前体，可能改善高龄或卵巢反应差的女性卵巢刺激的各种结果指标。在临床上，对于卵巢功能低下的人，可考虑补充 DHEA。在这种情况下，外源性补充可能是有益的。DHEA 在青春期早期增加，在第二和第三个十年达到顶峰，之后下降，表现为随着年龄的增长而下降，在卵巢储备不足的患者中尤其如此。已有研究探讨了 DHEA 治疗衰老、性功能障碍、不孕症、代谢性骨骼健康、认知和健康等激素缺乏状态的潜在益处，如原发性肾上腺功能不全、垂体功能低下和厌食症。研究结果支持对原发性或继发性肾上腺功能不全或厌食症女性的生活质量和情绪有小的好处，但对焦虑或性功能没有好处。DHEA 对正常女性的更年期症状、性功能、认知或整体健康没有持续的有益影响。局部应用 DHEA 对外阴阴道萎缩有好处。对于卵巢储备减少的女性，不推荐使用 DHEA 来改善对诱导排卵的反应。DHEA 的高生理或药理学使用的风险包括雄激素和雌激素的副作用，这是需要长期关注的。

第 21 问　生殖门诊如何写好初诊病历？

我们门诊医生在第一线尽快、尽早查出原因，分析病因，对症去除"不利因素"，才有可能得到好的妊娠结果。

第一次门诊就诊就必须建立好病历，尤其是有原发不孕和继发不孕的主诉（结婚几年未孕、有无正常性生活），婚育史要如实记录有无流产、引产或剖宫产等手术史，并记录发生时间。主诉一般 20 字内，比如婚后未避孕未孕 2 年、药流清宫术后未避孕未孕 3 年等。现病史中的月经史一定要写清楚初潮年龄、周期、经期、经量、有无痛经等，既往史和个人史中要注明有阑尾炎病史、急慢性盆腔炎病史、结核病史等，有无其他内分泌、代谢性疾病等用药情况，问清楚有无家族遗传史，这些病史往往于盆腔情况和不孕原因相关联。有时需隐秘记录患者隐私病史，作为重要参考依据。询问时，注意一人一诊室，只面对患者本人。通过以上信息，医生此时就已经可以心中有数，不孕疾病的原因该落在哪个环节与节点上了。

问诊结束后通常需要做常规的妇科检查，双合诊可以初步确定子宫大小、位置、周边有无增厚、压痛、包块、触痛结节。扪不清还可做三合诊，肛门里的手指可尽量向上伸展，以便向上摸清子宫的长度，左右两旁可扪清子宫的宽度和探查子宫后壁有无硬块或触痛的结节。

患者初诊时通常建议做个阴道 B 超，可根据患者的周期时间初步看一下内膜厚薄情况，今后可与复诊时的阴道 B 超进行对比。

以上问诊和检查的结果要仔细写在初诊病历中，要注意仔细询问患者既往史，比如阑尾炎病史、急慢性盆腔炎病史、结核病史等。这些病史往往于盆腔情况和不孕原因相关联。

要写好病历，要做到主诉和现病史的对应，尤其是在时间上的对应。要注意主干思路的条理清晰，时间倒序，也要注意细节，比如伴随症状、有重要鉴别意义的症状等。

最后，建议临床医生教会初诊患者计算自己的月经，要强调从月经的第一天算起，纠正她们既往非专业的月经结束日算起的错误计算法。复诊时可以通过询问患者的月经情况加深记忆，让患者习惯记录自己的月经情况。

第 22 问 不孕症患者心理方面应注意哪些问题?

目前,在不孕症的治疗过程中,被重视的往往是患者的器质性病变,心理性障碍常常被忽略。而实际上,在不孕症患者的求医过程中,心理负担往往较重,患者心情焦虑、紧张是很常见的,部分患者甚至有抑郁情绪。临床医生除了能诊断患者的器质性病变,也要能辨别患者是否有心理障碍,因为心理障碍也是造成不孕症的常见原因之一,而怀孕后,由于心理压力、工作压力、生活不良事件等会造成女性流产的风险明显更高。作为妇产科医生,除了要向患者科普医学知识,用通俗语言解释复杂的科学问题,也要尽可能地多抽出一些时间和患者进行交流及心理疏导,使患者了解疾病的特点和预期治疗效果,消除紧张情绪,这样得到的治疗效果要大大优于仅使用药物的治疗。在医疗活动中,我们应遵循以患者为本的原则,尽可能地体现医学的人文精神和医者温度。

医师应该给予患者正能量的支持。从社会心理学角度讲,告知患者 50% 的成功率要比告知患者 50% 失败率,更有积极的效果。如同一个杯子里面有一半的水,还有一半是空的,就看从哪个角度去说。

不孕可引起夫妻关系不和谐,而家庭的不稳定性,增加了患者的心理负担。在问诊时候也要注意这方面。失独,又是一个沉重的话题,一定注意多顺从安抚,避免使用过激语言。而 ART 过程中的反复种植失败和复发性流产,导致的心理压力和应激更严重。顺带再加上巨大的经济花费,对工作的干扰,周围人的说辞等等。专业的生殖方面心理咨询是有帮助的。另外,做 ART 助孕患者、供精供卵助孕者也有其相应的心理压力。

第 23 问　白带能提供什么信息？

白带即阴道分泌物的俗称，是指阴道内流出来的液体，由前庭大腺分泌物、阴道黏膜渗出物、宫颈黏液、宫腔内分泌流出物四部分组成。性质偏酸（正常阴道的pH 为 3.8～4.4），平时颜色为白色稀糊状或蛋清样，内裤上可见糊状或片状。排卵前期白带会增多，外阴有湿润感，继而呈现蛋清样带韧性和弹性，就提示排卵了。

把白带放在显微镜下观察，除可发现细菌、白细胞或真菌外，主要能看到阴道黏膜脱落下来的上皮细胞。这些细胞受卵巢功能的影响，随雌激素和孕激素的变化，可有不同的增生与成熟等变化。所以，通过对上皮细胞的观察和分析，可以了解体内雌激素的高低和卵巢功能的情况（正常或衰退），也可判断有无排卵，决定是否需内分泌治疗。阴道壁鳞状上皮产生的糖原供应阴道内各种微生物所需，形成一个微生态稳态。

目前白带常规的化验，已经部分被阴道微生态检查替代。阴道微生态包括形态学检测和功能学检测两部分，能提供更加丰富的信息，包括清洁度、pH 值，有无滴虫、孢子、菌丝、线索细胞、上皮细胞，有无革兰阴性球菌，优势菌群，还有各种酶水平的检测等。阴道微生态可以给出 Nugent 评分，正常范围是 0～3 分，没有杂菌为 0 分，说明没有细菌性阴道炎，杂菌越多评分越高，患细菌性阴道炎的可能性越大。

常见的阴道炎包括需氧菌性阴道病（aerobic vaginitis, AV）、细菌性阴道病（bacterial vaginosis, BV）、细胞溶解性阴道病（cytolytic vaginosis, CV）、外阴阴道假丝酵母菌病（vulvovaginal candidiasis, VVC）、滴虫性阴道炎（trichomonal vaginitis, TV）。

第24问　阴道炎会引起不孕吗?

滴虫性阴道炎、外阴阴道假丝酵母菌病（旧称念珠菌性阴道炎）、细菌性阴道病是常见的阴道炎，滴虫和假丝酵母菌会消耗阴道细胞内的糖原，改变正常阴道内的酸碱度（患滴虫性阴道炎的阴道 pH 值为 5～6.5，假丝酵母菌感染的 pH 值一般在 4.0～4.7），阴道毛滴虫能将阴道内的精子吞噬，并能阻碍乳酸的生成，使精子无法在阴道内存活，进而可能导致不孕。细菌性阴道病还可以能引起上行感染，导致子宫内膜炎、附件炎及盆腔炎等，从而可能导致不孕，或者增加宫外孕的可能性。

临床上，因为阴道炎而导致不孕的很少见，这是因为精子在阴道内逗留的时间较短，通常在射精后 1～3 分钟内就已有精子穿入宫颈黏液。但是患上阴道炎，还是建议及早治愈。阴道炎自愈的可能性不大，不及时治疗可能会加重，部分患者甚至在怀孕后因为阴道炎可能导致胎膜早破、早产，所以对不孕症的患者来说，患有阴道炎更应该及时治愈。

第 25 问　如何保养子宫和卵巢？

保养子宫和卵巢可从减少医学性伤害、建立良好的生活习惯、合理饮食等方面入手。

子宫是卵巢分泌的雌孕激素最重要的靶器官。保养子宫，要注意减少对子宫内膜的医源性伤害，比如人工流产、刮宫术等。能避免的宫腔操作可予以避免，不能避免的尽量在宫腔镜下可视操作。

从医学角度来讲，对于卵巢功能正常者，可不必刻意保养。日常生活中，保持良好的心情、适当运动等良好的生活习惯对于整体的健康都有帮助。不必期望食物有治疗作用，食物的主要作用是为人体提供足够的营养、能量，维持人体正常的运转。所以，平时饮食合理即可，保持每种食物都适量的摄入，做到饮食均衡，体重指数正常。临床医生要嘱咐患者不可过多食用号称有治疗作用的保健品。要能及早地发现卵巢功能下降。临床医生要根据患者的年龄、生育情况、月经情况、辅助检查等情况给予判断。

而卵巢的保养，首先要评估卵巢功能，了解卵巢排卵状态，卵巢是不是在正常的工作状态。提前发现卵巢功能的减退是很重要的。大部分女性在 35 岁之后，卵巢的功能都会发生改变，逐渐衰退。对于卵巢功能出现衰退征象者，比如 FSH/LH 升高，AMH 下降，可以口服富含天然雌激素的食物，比如蜂类的制品，如蜂胶、蜂蜜，或者是富含大豆异黄酮的食物，比如豆类的食品，豆制品、豆浆。避免熬夜，避免过量的喝咖啡。保持心情舒畅很重要，因为心情影响内分泌的活动。应激也可使月经紊乱。可以做穴位按摩，比如经常按摩血海可以促进血液循环，经常按摩三阴交六对于卵巢也有一定的保养作用。避免久坐，加强体育锻炼，改善盆腔血液循环。

一般来讲，应尽量避免医源性因素导致的子宫和卵巢的损伤。手术对子宫和卵巢会产生不良影响，尽量减少宫腔操作次数，能不手术的不手术。输卵管切除时注意避免过多伤及系膜血管。减少可能的卵巢手术，如宫外孕手术时尽量不同时行黄体囊肿剥除术。

第 26 问　看不孕症，为何常规检查白带的衣原体？需要查支原体吗？

衣原体感染是常见的性传播疾病，在发达国家占性传播疾病的第一位，我国的感染率也较高，主要感染宫颈黏液、子宫内膜、输卵管、盆腔，可导致梗阻性不孕或输卵管妊娠。部分患者无特征性的临床表现，诊断困难，只有用棉拭子取宫颈管黏液送检才能检出。但即使无症状的衣原体感染也可导致输卵管病变、不孕和慢性盆腔痛。腹腔镜可见盆腔广泛膜状粘连带形成，这种粘连带较薄，类似于塑料薄膜，比较易于分离。

生殖道衣原体感染主要靠衣原体快速实验室检查和衣原体培养。确诊患者推荐应用阿奇霉素和多西环素治疗。因生殖道衣原体感染可通过性交直接传播，所以夫妇一方查出，配偶也必须检查、治疗。为进一步降低传染性和重复感染，患者应于治疗后禁欲7天或直到性伴侣也完成系统治疗。衣原体感染患者经过治疗，可显著降低生殖道宫颈炎和盆腔炎的发生率。

除了衣原体，淋病奈瑟菌也应纳入筛查范围，但支原体通常不纳入筛查范围，因为支原体感染通常不会导致不孕症。支原体是条件致病菌，必要时（有明显症状时）也需要抗菌药物治疗。

第 27 问　B 超在诊断女性不孕症中有什么特殊的意义？

　　B 超检查是应用 2 维或 3 维超声诊断仪，在荧屏上以强弱不等的光点、光团、光带和光环，显示探头所在部位脏器或病灶的断面形态及其与周围脏器的关系，作实时动态观察和照相，检查途径有三种：经腹部（trans-abdomin ultrasound, TAS；需憋尿）、经阴道（trans-vaginal ultrasound, TVS；无须憋尿）、经直肠（trans-rectum ultrasound, TRus；无性生活人群适用）。由于它是一种无创伤的检查，所以可以连续动态地使用。

　　在不孕症诊治中，离不开超声。超声可以检查子宫的位置、性状、大小等，测量子宫的宽度、厚度、长度，检查有无子宫肌瘤、子宫内膜息肉、子宫畸形、输卵管积水、卵巢囊肿等，还可用于监测卵泡发育和子宫内膜情况。超声检查子宫内膜厚度，最好在围排卵期进行，此时内膜厚度常处于最佳状态，如果这个时候内膜厚度都很薄（小于 0.7cm），可认为是薄型子宫内膜的状态。

　　B 超可用来评价子宫内膜容受性，从子宫内膜的形态、功能及血流供应等方面多角度联合评价。内膜类型一定程度上反映容受状态。超声可评估排卵日内膜类型，BC 型考虑为种植窗。种植窗期内膜厚度最好是 8～12mm，内膜容积最好大于 4ml，宫腔形态呈倒三角形，种植窗期内膜蠕动波频率一般≤4 次 / 分，黄体期宫底部内膜相对不动以利于着床。结合带一般不超过 3mm，呈均质低回声。种植窗期子宫动脉血流 RI＜0.85，PI2～3，S/D 双侧之和＜12。子宫内膜下血流能达到 II 级比较好。

第 28 问　B 超如何检测卵泡及胚胎发育?

对月经周期正常者（月经周期为 28 天左右），可以在月经周期的第 10 天开始监测卵泡大小，用来控制特殊用药的数量及应对措施。正常卵泡每天增长 1.6～1.8mm，根据卵泡的外缘声像的变化，来预测卵泡的发展趋势。排卵前的优势卵泡将达到 18～20mm，此时的子宫内膜也要求达到 8mm 以上，以便注药让卵泡破裂，指导性生活，达到精卵及时结合的效果。子宫内膜各时期的参考值：月经期 1～4mm，增生中期 4～8mm，卵泡晚期 8～14mm，分泌期 7～14mm，适宜妊娠的平均子宫内膜厚度为 8～11mm。小于 7mm 或大于 14mm 的周期，妊娠率都明显降低而且流产率升高，活产率明显降低。

B 超监测胚胎发育情况，应注意 B 超判断胚胎停育的诊断标准，包括头臀长度≥7mm 且无心跳；孕囊平均直径大于等于 25mm 且无胚胎；检查出无卵黄囊的孕囊 2 周后不见有心跳的胚胎；检查出有卵黄囊的孕囊 11 天后仍不见有心跳的胚胎。满足以上条件的任何一项，可以超声诊断为妊娠失败。

第 29 问　检查输卵管通畅的方法有哪些?

输卵管通畅检查方法包括传统的子宫输卵管造影（hysterosalpingography, HSG）、超声下子宫输卵管造影（hyterosalpingo-contrast-sonography, HyCoSy）、输卵管通液术、经宫腔镜输卵管插管通液术。

HSG 是通过导管向宫腔及输卵管注入造影剂，行 X 线透视及摄片，根据造影剂在输卵管及盆腔内的显影情况了解输卵管是否通畅、阻塞部位及宫腔形态。该检查损伤小，能对输卵管阻塞作出较正确诊断，准确率可达 80%。HyCoSy 能在超声下实时观察造影剂流动与分布，图像清晰，无创、无放射性、操作较为简便，具有较高诊断价值。子宫输卵管造影具有一定的治疗功效。

目前国内第一线的临床接诊医生一般做 X 放射线下的子宫和输卵管的碘油或碘水造影。做造影前，应签署知情同意书，并告知患者注意事项。造影后注意抗生素预防感染、止血、禁止性生活半月。如果摄片提示双侧输卵管是通畅的，一般要求避孕 1 个月以上。部分患者如果次月妊娠了，也不需要终止妊娠。如果超声输卵管造影，输卵管通畅，可次月准备妊娠。

在做造影或输卵管通液操作时，将造影管或通液管顺利放入宫腔是关键的一步。可通过查体判断子宫位置，用长镊夹住造影管送入宫腔并给以力量，注意肉眼判读送入的长度，长度应大于 4cm，送至宫底时有阻挡感，然后再注射球囊，一般注射 3~5ml。对宫颈外口较松弛者，可用宫颈钳夹闭前宫颈后唇。在通液时注意略向外牵引通液管，以防液体自宫颈渗漏于外面。腹腔镜下输卵管的通液术，如输卵管外观正常，但近端梗阻，可考虑调整宫腔注水球囊大小，放出一些水，再通液，可能就显示通畅了，或者用无创伤钳夹闭通畅侧输卵管，使更多美兰液通向梗阻侧输卵管。

宫腔镜下的输卵管间质部插管通液，要注意首先宫腔镜下寻找到输卵管的开口。如开口不清晰但隐约可见，可用输卵管导管将其捅开。如开口不可见，周围有粘连，可宫腔镜下剪刀分离粘连，寻找输卵管开口，或用微型钳撑开法寻找开口。要对输卵管开口正常所处的位置心中有数。宫腔镜下的输卵管间质部插管通液可配合腹腔镜下直视观察，或 B 超测量盆腔积液来大致判断。

第30问　X线下子宫输卵管造影检查主要有哪些作用?

X线检查借助造影剂可了解子宫和输卵管的形态、位置大小、有无畸形，尤其在诊断先天性子宫畸形和输卵管通畅程度上是首选的。它能非常直观地显示出输卵管的长短、弯曲度、病变范围、粘连和梗阻的显影形态，有无外部加于输卵管的压迫（由子宫肌瘤和卵巢囊肿引起），伞端开放状况，盆腔对比剂弥散情况。阅造影片时，针对输卵管积水，应注意由于高压将积水末端冲破而出现少量造影剂弥散入盆腔的情况。

造影剂分油溶性与水溶性两大类，优点是操作简单、安全、无创。是目前检查输卵管通畅度的首选方法。

但如果患者明确表态，肯定直接做第一代"试管婴儿"，不需要使用两条输卵管的"通道"了，或男方为无精子症，那就可以选择不进行造影。如果患者还想"再努力试试，尽量自然妊娠"，那子宫输卵管造影检查就是必须经过的重要的步骤。

造影结果提示"输卵管上举"，影响妊娠吗？输卵管上举分两种情况，一种是由于卵巢血管较短，卵巢在腹腔内位置较高，将输卵管牵拉所致上举。此种情况为生理现象，一般不伴随盆腔粘连，输卵管亦存在拾卵功能，不影响妊娠。另一种情况是由于盆腔粘连导致的，比如输卵管与肠管、前腹壁等的粘连，导致输卵管伞端位置升高，此种情况会影响妊娠。

几例造影图片及术中图片（图 30-1～30-4）：

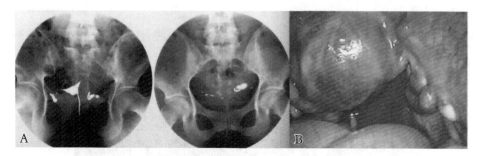

图 30-1　A.输卵管积水造影；B.同一患者术中可见输卵管积水

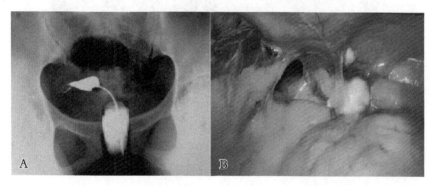

图 30-2　A.造影提示输卵管梗阻；B.同一患者术中发现盆腔结核病灶

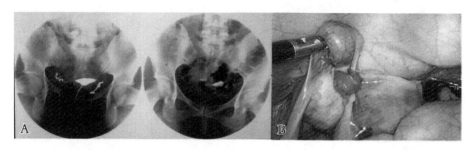

图 30-3　A.造影显示输卵管通而不畅；B.同一患者术中可见输卵管周围粘连

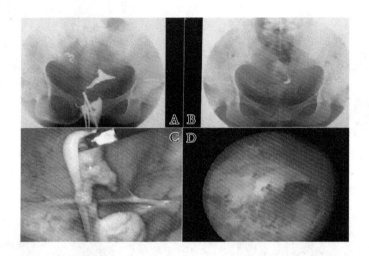

图 30-4　A、B.造影提示左侧输卵管近端梗阻；C.同一患者术中提示盆腔无粘连；D.同一患者宫腔镜见输卵管开口处息肉

第 31 问　输卵管通液术意义大吗？

中国传统医学有一句很经典的话："通者不痛，痛者不通。"即输卵管如果是双侧通畅的话，就不会疼痛；如果输卵管内有少量部分的炎性堆积物阻塞（形成的栓子），那碘油或碘水就会在加压的情况下，将其推开疏通，患者就会感到下腹部隐隐疼痛。但使用麻醉剂后，可以大大减轻疼痛感。而且子宫输卵管碘油造影（HSG）手术的手术时间很快，疼痛时间很短。术后还可以做些热理疗来减轻疼痛感。

输卵管通液是妇产科的一种常见操作，它主要用于疏通那些已诊断为"通而不畅"的输卵管，大部分的意义为治疗：让药液慢慢通过输卵管，药物渗透至输卵管黏膜的病变处，达到治疗目的。但是，它只能依据液体推注阻力和反流情况，无法看到输卵管和伞端弥散至盆腔情况，不能判断病变阻塞的是输卵管的哪一段，哪一部分，而且通液次数太频繁或推力太大，有时反而会破坏输卵管内部的纤毛组织，形成新的水肿和病变。临床上可见到因输卵管通液导致的盆腔包裹性积液、盆腔炎和输卵管继发梗阻。因此，应慎用这一方法。

在未做子宫输卵管碘油造影前，就盲目通液，碰上伞端有粘连已形成积水不通者，还会被通成越来越严重、体积越来越大的"水囊"状。腹腔镜直视下常见输卵管积水有蓝色液体，就是既往通液的痕迹。腹腔镜下经宫腔通入有色液体，是确认金标准。笔者认为，盲目状态下的输卵管通液术，应该尽量少用。

第 32 问　子宫输卵管造影后多长时间后才可以妊娠?

X射线对于人类在内的所有哺乳动物和幼崽，以及胚胎所产生的不良影响都是存在阈值的。美国妇产科协会（American college of obstetricians and gynecologists, AGOG）于 2017 年发布的相关指南指出，X 射线辐射对胎儿的影响和风险主要取决于胎龄和射线剂量。妊娠 0～2 周，致畸剂量的阈值是 50～100mSv，主要影响是胎儿死亡；妊娠 2～8 周，致畸剂量的阈值是 200mSv，主要影响是先天畸形；妊娠 8～15 周，致畸剂量的阈值是 60～310mSv，主要影响是智力和畸形。妊娠 16～25 周，致畸剂量的阈值是 250～280mSv，主要影响是智力。所以射线剂量不超过 50mSv，一般就不会具有较明显损伤。

虽然不同的情况下不同医院的 X 线和 CT 的辐射剂量会有变化，但变化非常小。一张普通胸片射线剂量为 0.02mSv，一张膝关节 X 线射线剂量为 0.005mSv，一张普通牙片射线剂量为 0.01mSv，一个头部 CT 射线剂量为 2mSV，一个胸部 CT 射线剂量为 8mSv。

显而易见,这些检查的辐射剂量,与前面说的 50mSv 相比低了太多。也就是说，要连着拍 2500 次胸片，或者连着做 6 次胸部 CT，才会有影响，通常不会连续重复拍摄检查这么多次。

因此，子宫输卵管造影后 2 周即可同房，避孕 1 个月后可开始进行试孕。如果次月就怀孕了，正常产检即可，B 超、磁共振这些检查，更是安全的，且是无创伤的，更没有必要因此选择流产。

第33问　什么是排卵障碍？

生育期女性卵巢长期存在无周期性优势卵泡生长发育、成熟或排卵，或排卵后黄体功能不足及卵母细胞生成减少的病理状态，称为排卵障碍。排卵障碍占女性不孕的 25%～35%。世界卫生组织（WHO）建议，排卵障碍分类见表 33-1，是采用 3 个参数：内源性 PRL 水平，内源性 LH/FSH 水平，内源性雌激素水平。

表 33-1　WHO 排卵障碍分类

I 类	下丘脑 - 垂体障碍	闭经，低促性腺素型性腺功能低落型无排卵（5%～10%），功能性病因（比如过度运动或者低体重）所致的下丘脑无排卵，PRL 不高，FSH 低，未见下丘脑垂体占位性病变
II 类	下丘脑 - 垂体 - 卵巢功能障碍	各种月经周期失调，促性腺激素正常且雄激素正常的无排卵（70%～85%）；PCOS 最常见，PRL 和 FSH 正常，有内源性雌激素生成迹象
III 类	卵巢衰竭	高促性腺素低雌激素无排卵（10%～30%），卵巢早衰，性腺发育不全，FSH 升高，PRL 不高
IV 类	先天性或获得性生殖道疾病	补充 E_2 后没有撤退性出血的闭经妇女
V 类	下丘脑垂体占位性病变的高 PRL 血症	高泌乳素血症性无排卵，FSH 通常正常或者减低
VI 类	未见下丘脑垂体占位性病变的高 PRL 血症	处没有占位性病变证据外，与 V 类同

（续表）

VII 类	PRL 不升高伴下丘脑垂体占位性病变	E_2 低，PRL 和 FSH 正常或降低

　　最常见的排卵障碍是 WHO II 类，又以 PCOS 最常见。PCOS 的排卵障碍的临床表现主要是月经稀发、闭经或排卵障碍性异常子宫出血，是 PCOS 中国标准的必需条件。

第 34 问　如何看待未破裂卵泡黄素化综合征?

未破裂卵泡黄素化综合征（luteinized unruptured follicle syndrome, LUFS）是指卵泡发育成熟后不破裂，卵泡未排出而在原位黄素化，形成黄体并持续分泌孕激素，宫颈评分却下降，宫颈黏液反而变稠，出现类似排卵的周期性改变，是无排卵型月经一种特殊类型，也是导致不孕的原因之一。

此情况有两种转归，一种为继续增大数毫米或不增大，于下次月经来潮前数天才消失；另一种是卵泡持续存在，无论卵泡增大与否，在月经来潮前依然存在，可持续数个月经周期方才消失。因此 B 超医师应注意筛选出上一周期存留未破裂的卵泡，并需要与异位妊娠图像、卵巢囊肿图像相鉴别。一般黄体囊肿周边有环状血流信号，而 LUFS 无。

LUFS 的临床表现为月经失调（86.5%）、无排卵性不孕（30%～70%）、持续性卵巢增大（40%～75%）。LUFS 的可能病因包括子宫内膜异位症、PCOS、高泌乳素血症、高雄激素血症、盆腔淤血症和慢性盆腔炎。LUFS 容易复发。

但也有学者认为 LUFS 是一临床征象不明显的病症，仅为生殖调节中的一次暂时性偏移，并不构成一种综合征群，并非每次月经周期均有未破裂现象，虽然它可以重复发生并影响正常的生育功能，但并非必然，只有连续 2 个月经周期均出现 LUFS 时再治疗为宜。

第 35 问 孕早期如何监测胚胎发育情况?

hCG 是胎盘滋养层细胞分泌的一种糖蛋白类激素。是判断是否妊娠的最早最常用的妊娠试验激素,由受精卵成功后在子宫内着床后 9~13 天即有明显升高。hCG 的功能是刺激黄体,有利于雌激素和黄体酮持续分泌,以促进子宫蜕膜的形成,使胎盘生长成熟,对妊娠 6~8 周的黄体功能维持是至关重要的。

一般人血清 hCG 小于 5U/L,如果超过 5U/L 就有受孕的可能。正常的宫内妊娠:在 0~2000mU/ml 时,hCG 翻倍的时间大约为 48 小时。2~6mU/L 时,翻倍的时间为 72 小时;6mU/L 以上翻倍的时间一般为 96 小时。但并非一直是翻倍状态。hCG 上 20mU/L 后翻倍不明显,但如果怀的是双胞胎或者出现葡萄胎及滋养层细胞肿瘤,hCG 就会处于高值或者增长(数值翻倍)很快。妊娠 8 周时 hCG 达到高峰,过了 8~12 周后,慢慢下降,到了 18~20 周时就相对稳定了。如果 hCG 一直处于低值或者增长不快,伴有阴道少量断断续续出血时,就一定要排除异位妊娠,需要进一步用 B 超声像来帮助鉴别确定。因此 hCG 的测定可以协助诊断早早孕、异位妊娠、先兆流产、葡萄胎及滋养细胞肿瘤,而且也可以是这些病治疗后随访和预后观察的重要指标。

另一个监测的手段是 B 超。孕期超声检查的目的是观察胎儿形态结构有无发育异常、孕囊位置、测量胎儿大小判断生长状况、了解胎儿附属物结构有无异常,同时对孕囊的生长速度、有无绒毛下血肿等进行判断。对月经规律人群,在停经的 5 周左右可通过超声判断宫内外妊娠,在停经的 7 周左右可通过超声观察胎芽及心管搏动。对试管婴儿人群,一般在胚胎移植的第 30 天左右行超声检查。

通常 B 超检查可以明确是否为异位妊娠，但有时候异位妊娠时宫内会出现假孕囊，是由于积液或出血聚集于子宫腔内，超声表现为宫腔内积液，周围有个薄的回声环，不同于异位妊娠"鱼眼"状双环征的地方是，回声强度少且弱，且可形态不规则（图 35-1）。

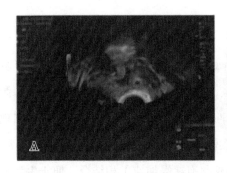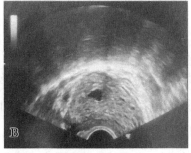

图 35-1　A. 左输卵管妊娠与 B. 其宫内宫角假孕囊

注：异位妊娠孕囊（A）较圆，周围"面包圈"回声较强。

第 36 问　何为 POI？

早发性卵巢功能不全（primary ovarian insufficiency，POI）即女性 40 岁之前出现月经异常，如月经紊乱、闭经、月经频发或稀发，同时伴有促性腺激素升高（FSH＞25IU/L）和雌激素波动性下降等表现。首次根据是否曾经出现自发月经，将 POI 分为原发性 POI 和继发性 POI，将临床表现（主要是月经异常）、发病机制、病理过程（卵子生成障碍或卵泡耗竭加速）相结合，便于生育咨询和助孕措施的选择。明确了 POI 诊断标准：①＜40 岁；②月经稀发或停经至少4 个月以上；③至少 2 次血清基础 FSH＞25IU/L（间隔＞4 周）。首次提出亚临床期 POI 的诊断标准（FSH15～25U/L），为临床患者的早期识别和早期预警提供依据。

POI 常见病因包括遗传、医源性、免疫、环境等因素，目前半数以上的患者病因不清楚。遗传因素约占 POI 病因的 20%～25%，包括染色体异常和基因变异，10%～13% 的患者存在染色体数量或结构异常。常见的医源性病因包括手术、放疗和化疗。自身免疫失调可能造成卵巢功能损伤，但是免疫因素究竟为原因或结果目前尚无定论。此外，不良环境、不良生活方式及嗜好亦可能影响卵巢功能。

第 37 问　POI 与何种疾病鉴别？

由于 POI 的临床表现多样，需与生殖道发育异常、完全性雄激素不敏感综合征、Asherman 综合征、PCOS、甲状腺疾病、功能性下丘脑性闭经等疾病进行鉴别。以上都是容易引起月经不规律或闭经的疾病。

其中需特别注意的是，部分女性虽表现为原发性或继发性闭经，且血清促性腺激素水平升高，但缺乏促 LH 和 FSH 受体，或对促性腺激素敏感性降低。因此对以上两种激素不反应，对外源性促性腺激素也呈低反应或无反应，但 B 超提示卵巢内仍有卵泡存在，AMH 接近同龄平均水平，这类患者多属卵巢抵抗综合征（resistant ovary syndrome, ROS），又称卵巢不敏感综合征（Insensitive ovary syndrome）。虽然从临床表现和性激素六项上看，ROS 和 POI 类似，但其病因、助孕方式与 POI 有明显区别，需与 POI 相鉴别。ROS 者有时卵巢内呈局灶性或弥漫性透明变性。

第 38 问　PCOS 有哪些代谢异常？

PCOS 是生育女性中最常见的内分泌紊乱性疾病，占育龄女性的 5%～10%，是引起女性无排卵性不孕的主要原因。它是一种异质性疾病，可合并高泌乳素血症，是子宫内膜癌的风险因素。目前认为 PCOS 是一种遗传学疾病和多系统疾病。

PCOS 患者约 50%～70% 存在胰岛素抵抗现象，脂代谢异常、心血管疾病、代谢综合征的发生均与胰岛素抵抗密切相关，肥胖患者容易合并高胰岛素血症。高胰岛素血症是外周组织对胰岛素作用有抵抗而引起胰岛 β 细胞代偿性与分泌亢进引起的。当胰腺分泌胰岛素的 β 细胞功能耗竭时，分泌的胰岛素不足以有效地抑制血糖达到正常水平，就可以出现临床上常见的糖尿病。由 PCOS 引起的不孕症女性，使用二甲双胍可以促进周围组织对葡萄糖的摄取，加强周围组织对胰岛素的敏感性，降低血中的 LH 的浓度。通过口服二甲双胍，可使肥胖患者的体重降至正常范围，65% 可恢复规律月经，62% 可恢复排卵，并可降低流产率。

PCOS 患者容易发生血脂异常，表现为三酰甘油、低密度脂蛋白升高，高密度脂蛋白下降。容易发生非酒精性脂肪肝。脂肪也是一种内分泌器官，可分泌大量脂肪因子和细胞因子。肥胖、血脂异常和血糖异常可构成代谢综合征。

要治疗 PCOS，首先以控制症状防止病情进展为主。控制高雄激素、解决胰岛素抵抗、保护子宫内膜、促进妊娠、预防远期并发症是要引起重视的。减轻体重，服用二甲双胍对改善胰岛素抵抗有重要作用。

第39问　如何诊断 PCOS？

PCOS 是在育龄女性中最常见的生殖内分泌代谢性疾病之一。我国生育女性的发病率约为 7%～10%，PCOS 是育龄期女性排卵障碍最常见的疾病，可占排卵障碍者的 40%～50%。

PCOS 的诊断是排除性诊断。目前国内外对 PCOS 的诊断有着不同的标准，各种诊断分型均是基于 PCOS 的以下临床特点：稀发排卵/无排卵（OA），高雄激素（HA）的临床表现或生化指标，卵巢多囊改变（PCO），排除其他引起雄激素增高的已知疾病。对前 3 种临床特征进行排列组合，可以分为 A 型：OA+HA+PCO；B 型：OA+HA；C 型：HA+PCO；D 型：OA+PCO。2011 年中国的标准针对亚洲人的代谢特点，以月经异常为必须条件，把 OA 作为诊断必要条件，分型包括了 A、B 和 D 型。通过我们未发表的数据看，在我国不孕症人群中，主要是 A 和 D 型。

在 2003 年，欧洲人类生殖与胚胎学协会和美国的生殖医学学会在荷兰的鹿特丹召开了专家会议，达成了专家诊断共识，对 PCOS 诊断标准进行了定义。其核心特点是高雄和卵巢多囊样改变。在排除了其他引起的高雄激素血症后，符合下面三条中的两条，即可诊断为 PCOS：①稀发排卵和/或无排卵，停经时间超过以往 3 个月经周期或停经超过 6 个月。月经稀发：月经周期超过 35 天或一年有 3 个月无排卵等情况；②高雄激素血症或高雄激素表现：多毛、痤疮、黑棘皮症、脱发严重者出现喉结和阴蒂增大；③卵巢多囊样改变：超声提示卵巢体积 10ml 以上和/或同一个切面上直径 2～9mm 卵泡数 ≥12 个。

在《多囊卵巢综合征中国诊疗指南》里，青春期 PCOS 诊断严格，必须同时符合下列 3 个指标：初潮后月经稀发持续至少 2 年或闭经，高雄激素的临床表现或高雄激素血症，超声下卵巢多囊样改变，同时排除其他疾病。育龄期 PCOS 包括疑似 PCOS，必要条件是月经稀发或闭经或不规则子宫出血，另外符合下列 2 条中的 1 条：高雄激素血症临床表现或高雄激素血症；超声下卵巢多囊样改变。确诊 PCOS，需具备以上疑似条件，逐一排除其他能引起高雄激素的疾病和引起排卵异常的疾病。排除诊断标准：①高雄激素血症或高雄激素症状的鉴别：库欣综合征，先天性肾上腺皮质增生，分泌雄激素的肿瘤，其他包括药物，特发性多毛等。②排卵障碍的鉴别诊断，包括功能性下丘脑性闭经、甲状腺疾病、高 PRL 血症和 POI。

第 40 问　试管婴儿技术分为哪几类？

IVF–ET：将卵子取出体外，与男方精子在体外完成受精、早期胚胎发育，再选择优质胚胎移入宫腔使其着床发育成胎儿，主要适用于女性不可逆性输卵管损害、子宫内膜异位症经药物和手术治疗无效者、免疫性不孕症、顽固性 PCOS、卵巢储备低下、男性因素的不孕症。

卵细胞浆内单精子注射（intracytoplasmic sperm injection, ICSI）即人工将单个精子通过显微授精的方式注射入卵母细胞浆内达到使卵子受精的目的，其他技术程序同常规 IVF–ET。主要适用于男性重度少精、弱精者、阻塞性无精者，以往 IVF–ET 不能正常受精者。

胚胎植入前遗传学检测（preimplantation genetic testing, PGT）是通过在胚胎植入前对胚胎进行检测，筛选没有遗传疾病和染色体疾病的胚胎进行移植，也就是我们常称为的"第三代试管婴儿"。PGT 是 2018 年国际卫生组织定义新的名称，其概念涵盖了以往的胚胎植入前遗传学诊断（preimplantation genetic diagnosis, PGD）和胚胎植入前遗传学筛查（preimplantation genetic screening, PGS）。PGD 指对体外受精所获得的胚胎进行显微活检，取部分细胞进行细胞遗传学和分子遗传学分析如染色体和基因检测，排除携带致病基因的遗传病后，选择正常胚胎进行移植。

PGT 适用于女方年龄较大、夫妇中一方或双方患 X– 伴性遗传病或为 X– 伴性遗传病的携带者、有 X– 伴性遗传病家族史夫妇中一方或双方有染色体核型异常（数目及结构异常）、夫妇中一方或双方患有已明确为基因突变所致疾病（单基因遗传病）（携带者或有家族史者）、多次移植失败以及不明原因的反复流产等。而对 35 岁以下卵巢储备功能正常的患者，PGT 没有比常规 IVF 助孕显示出优势。

配子移植技术是指将男女成熟配子取出，并经适当的体外处理后，将精、卵移植入输卵管，使其在输卵管内完成受精和早期孕卵发育，然后进入宫腔着床、发育。无须体外受精和早期胚胎培养，减少了外界环境和人工操作干预可能对卵和胚胎造成的损害，无须精细的实验室培养条件和技术。其中宫腔内配子移植（gamete intrauterine transfer, GIUT）是将男女生殖细胞取出，经过适当体外处理后移植入宫腔内的技术；输卵管内配子移植（gamete intrafallopian transfer, GIFT）可通过宫腔镜将配子定向放入输卵管内。

第 41 问　精子卵子会不结合吗？

在临床上，有的患者经过宫腹腔镜探查术，证实女方为不明原因不孕症，男方也没有明显不育的原因，但后续自然试孕仍无法妊娠。进而在其体外助孕过程中，有时会发现男方精子和女方卵子体外不能完成受精的现象。也有男女双方因不孕症离婚后，各自再寻配偶后可自然妊娠的情况。确实存在因受精障碍或卵裂障碍而无法获得胚胎的情况。

经过研究，已经发现了许多胚胎发育过程中重要基因的突变，可能导致这一现象，可影响卵子第二次减数分裂障碍、精子卵子结合障碍、受精卵分裂障碍等。这种基因突变导致的精卵不结合，通常只能在 IVF 过程中被发现，是不明原因不孕症进一步检查后能发现的病因之一。供精或供卵可解决这一难题。

第 42 问　吃促排卵药，卵泡不长怎么办？

服用常规的促排卵药物（来曲唑、氯米芬等）效果欠佳，无优势卵泡发育，应首先考虑影响促排卵药物作用效果的因素，如肥胖、年龄、卵巢体积和治疗前内分泌、月经情况。促排卵治疗前，可先进行生活方式干预，如减轻体重。PCOS 患者可采用人工周期或口服避孕药进行预处理后促排卵，可加用二甲双胍改善胰岛素抵抗。促排卵过程中，卵泡 1.0cm 以上后可加用雌激素促进卵泡发育和内膜生长。可加用尿促性素促进卵泡发育。

其次考虑是否存在促排卵药物抵抗。氯米芬抵抗者也可采用他莫昔芬、来曲唑促排卵。对促排卵反应差的 PCOS 患者，可加大促排卵药物用量，来曲唑可用到 7.5mg/d，氯米芬可用到 150mg/d。适当延长促排卵药作用时间，加用尿促性素，让卵泡缓慢生长，给予充分的时间，笔者曾给一位患者在一个周期用过 53 支尿促性素注射剂而最终受孕。对这种情况，可采用二线治疗，也就是腹腔镜下卵巢打孔术。打孔术需征得患者知情同意，告知打孔对卵巢功能的影响。一般每个卵巢打孔 4～6 个，采用 30W 功率，孔针深入卵巢间质，每次打孔持续 5 秒。而三线治疗就是 IVF 助孕，也是很重要的。

对于卵巢储备功能差、基础 FSH 很高的患者，应用促排卵药物同样效果差，可采用人工周期（雌＋孕）预处理，降低 FSH 水平后再启动促排。根据生理状态下雌激素波动曲线，估计曲线下面积后，笔者提出的"121 方案"在临床应用过程中收到良好效果。普通的人工周期中，雌激素量是一样的，而"121 方案"是将雌激素应用的中间时间段用量加倍。比如月经来潮第 3～5 天可给予国产结合雌激素 0.625~1.25mg 7 天，1.25~2.5mg 7 天，然后是 0.625~1.25mg 7 天（这 7 天可配合孕激素口服），孕激素使用时间可延长至月经的第 30 天，检测是否妊娠。孕激素的作用主要提供黄体支持。

第 43 问 何为复发性流产?

流产通常被定义为在存活之前失去妊娠。据估计,全世界每年有 2300 万例流产,每分钟就有 44 例流产。复发性流产(recurrent spontaneous abortion, RSA)又称习惯性流产,是既往与同一丈夫,出现且至少出现 2 次、连续性的、孕周在 28 周内的妊娠丢失。可以理解为患者与同一配偶发生的大于或者等于 2 次的自然流产。流产特别是反复流产,是产科并发症的前哨风险标记,以及长期健康问题的预测。由于 RSA 是未来怀孕各种产科风险的前哨标记物,女性应在孕前和专门治疗高危患者的产科诊所接受护理。

目前,RSA 相关的专家共识,对 RSA 的流产次数、孕周及生化妊娠是否包含在内等情况还未达成共同意见。英国皇家妇产科医师学会对于 RSA 的定义为患者与同一男性发生的、连续的、3 次或 3 次以上的妊娠丢失,且规定孕周在 24 周以内的妊娠丢失。欧洲人类生殖及胚胎学会则认为 RSA 患者与同一配偶发生的 2 次或 2 次以上的孕 24 周之前的妊娠失败或丢失,其中应包括生化妊娠在内。美国生殖医学会关于 RSA 定义是患者与同一配偶发生的 2 次或 2 次以上的妊娠失败,其中定义中明确指出要排除生化妊娠,不包括生化妊娠范畴的妊娠丢失。目前已经有研究发现,连续发生 2 次的自然流产与连续发生的 3 次的自然流产的病因构成比是相近的,且发生 2 次自然流产后再发自然流产的风险较高。

基于我国目前的状况,我国的学者经研究后达成共识,认为连续发生 2 次的自然流产与连续发生的 3 次的自然流产相近,基于 RSA 对女性的心理及生理影响,多数或者建议将患者与同一配偶发生的、连续发生 2 次及 2 次以上的、孕周在孕

28周之前的自然流产称为RSA，并建议将反复生化妊娠也纳入RSA。

RSA的发生给生育期育龄女性的心理、生理、机体生殖功能等造成很大伤害，对母婴的健康安全带来了很大威胁。RSA的诱因包括的范围比较广，发生的原因复杂，是多因素综合作用的结果。有男性方面也有女性方面，除夫妻双方染色体核型异常、子宫解剖异常、女性内分泌激素水平异常、免疫学因素、感染、易栓性及男方精液异常等较为明确的因素外，仍有40%～50%的RSA患者没有找到明确的致病原因或可能的致病原因，这部分女性发生的流产被称为不明原因性的复发性流产（unexplained recurrent spontaneous abortion, URSA）。

目前，RSA的诊治存在乱象丛生的局面，出现了一些过度的检查和过激的治疗手段。目前对RSA治疗，建议参考规范的权威的专家共识进行。

第 44 问　常见的宫腔病变有哪些？如何进行检查？

子宫腔的正常结构是孕育胎儿的前提，常见的宫腔病变包括子宫内膜息肉、宫腔粘连、子宫内膜增生、子宫内膜炎、黏膜下子宫肌瘤、子宫内膜结核、子宫内膜癌、子宫畸形（纵隔子宫、单角子宫、双角子宫等）等。无论哪种宫腔病变导致的宫腔结构异常，为了女性的生殖生育健康，早发现、早诊断、早治疗都是极其重要的。

在过去的几十年中，评估宫腔环境的检查方法如经阴道超声检查（TVS）、子宫输卵管造影术（HSG）、宫腔声学造影（Sonohesterography）、诊断性刮宫和宫腔镜检查等都在不断发展。每种检查方法都有各自的优缺点。部分内容前面有论述，这里只做简述。

TVS：TVS 是一种无创性的检查，普遍认为是评估子宫内病变的首选检查方式，但是当子宫内膜病变范围较小或者出现不明显的子宫内膜病变的时候，阴道超声容易漏诊。

HSG：HSG 是指将造影剂直接由宫颈口注入宫腔，通过女性的正常生理通道，再经宫腔到输卵管，在 X 线透视下或超声引导下了解宫腔和输卵管腔的通畅情况。但是，气泡、内膜碎片均可在 HSG 下显示为充盈缺损，及其表现与宫腔病变难以区分，导致假阳性率较高，无法明确病变性质，可漏诊息肉、黏膜下肌瘤和局灶性宫腔粘连。

宫腔声学造影：宫腔声学造影是建立在超声诊断学基础上的一项新型宫腔检查技术，其应用原理与 HSG 相似，通过向宫腔内灌注造影剂，达到在超声下显影的目的。宫腔声学造影提高了 B 超对宫腔内病变诊断的敏感性和特异性，其临床应用的优、缺点与 HSG 相似。

诊断性刮宫：诊断性刮宫具有盲目性，属于有创性检查。对于局灶性子宫内膜病变如子宫内膜息肉或者宫角病变，容易导致息肉碎裂使组织病理学诊断困难。与宫腔镜引导下病变组织活检相比，诊断性刮宫下子宫内膜组织取样的敏感性较低，而且诊断性刮宫对宫腔粘连的诊断特异性较差。

宫腔镜检查：宫腔镜检查是一项新的、微创妇科诊疗技术，宫腔镜检查经自然腔道进行，具有视野清晰、病变辨识度高、创伤小、术后恢复快等优点，分为诊断性宫腔镜和手术宫腔镜。宫腔镜检查或手术是在肉眼可见的直视下进行的，仅限于对内膜功能层的操作，因此，对内膜的影响远小于人工流产、清宫、诊刮等手术操作。此外，对于有生育要求的女性来说，宫腔镜检查在一定程度上可以起到搔刮刺激内膜的作用，或许有利于胚胎着床。

第 45 问 什么是宫腔镜检查?

宫腔镜检查简单描述就是从女性正常生殖通道进入子宫腔，利用可视镜在直视下可以看到子宫腔内的情况及病变，从而帮助医生做出诊断。宫腔镜不像超声等二维成像检查，其具有直接三维（3D）可视化的特点，更清晰地显示子宫内膜病变的范围大小、位置和形态等结构性病变。从而准确地对病变内膜进行组织采样，大大提高了对宫腔内疾病诊断的准确性，被认为是诊断子宫内膜病变的金标准。

此外，宫腔镜检查是一种具有视频记录功能的子宫腔内镜检查方法。诊断性宫腔镜检查可以在门诊进行而无须麻醉，通过宫腔镜对子宫腔进行直接视觉成像可以诊断息肉、粘连和黏膜下肌瘤等。宫腔镜检查被认为是评估子宫腔的金标准，不仅能对宫腔病变起到诊断作用，还具有治疗宫腔病变的能力，特别是对于具有反复胚胎种植失败（recurrent implantation failure, RIF）和复发性流产（recurrent abortion, RSA）的不孕女性。

笔者总结了进行宫腔镜检查的技巧，与大家分享。首选熟悉你的武器——宫腔镜检查镜。有时需要放置窥器，当子宫位置过于前屈或后屈时，窥器可阻挡镜体，需要撤出窥器，另外阴道内镜的检查方法是不用窥器的。注意顺序观察阴道、宫颈外口、宫颈管、宫颈内口、剖宫产切口、宫腔、输卵管开口。注意导光束的旋转（歪脖子法）有利于寻找道路。遇到困难的病例，必要时可扩宫，或 B 超引导下进行。注意镜体的进退，一进一退往往可看清道路。注意放水时放水阀关与开的配合，有利于宫腔内容物排出及输卵管开口的观察。初学者应注意区别宫颈内口和输卵管开口，别误把输卵管开口当做宫颈内口。注意不要进入尿道。注意不要把剖宫产疤痕憩室当成宫腔。

第 46 问　官腔镜可用于检查哪些常见疾病?

异常子宫出血：异常子宫出血（abnormal uterine bleeding, AUB）是子宫内膜病变常见的一种临床表现，原因包括子宫内膜息肉、子宫腺肌病、子宫平滑肌瘤、子宫内膜不典型增生和恶变等。宫腔镜检查对可疑病变可以在直视下进行取样活检，行病理检查确诊，是诊断 AUB 的金标准。

子宫内膜炎：慢性子宫内膜炎无法通过超声、输卵管造影等检查诊断。宫腔镜可以直接观察子宫内膜状态，是否存在草莓样外观，是否有充血水肿、点状出血等表现，可以根据术后病理确诊，其特异性及敏感性会更高。宫腔镜检查后可取内膜组织送检病理及 CD138 免疫组化进一步判断。

宫腔粘连：是由子宫内膜受损后形成的部分或全部粘连的病理现象，严重影响了女性的生殖健康。与传统的诊断方法相比，宫腔镜检查能更准确直观地评估宫腔形态、子宫内膜分布、粘连部位、程度、范围和输卵管开口，从而成为诊断宫腔粘连的金标准。

宫腔内异物：宫腔内异物最常见的有宫内节育器残片，其次为残留的胚胎组织、胎骨，另外还有断裂的宫颈扩张棒、丝线等，剖宫产切口缝线。有时因异物过小、宫腔出血或其他宫腔病变等因素，需要在宫腔镜下取出异物。宫腔镜下宫腔异物取出术联合超声或腹腔镜监护可以使手术更加安全有效。

子宫腺肌病：宫腔镜在子宫腺肌病的诊治中有独特的价值，宫腔镜下可以看到异位腺体的开口，呈紫蓝色斑点或点状憩室，另外，还有较粗大的薄壁血管和瘢痕、粘连等变化。在宫腔镜下取材病灶不仅可以诊断子宫腺肌病，还能同时判断病灶的侵及深度，对于局灶性子宫腺肌病可以选择宫腔镜下去除。

人工流产：宫腔镜检测定位孕囊位置后，可置入负压吸引管，定位吸出孕囊，对其他部位内膜没有损伤。

阴道内病变检查：尤其对于处女，可经处女膜孔进行阴道内病变检查，包括阴道壁、阴道穹隆等处。

阴道内异物检查：幼女有时会将各种异物放入阴道，可经微小宫腔镜检查镜，进入阴道内，观察有无异物。

第 47 问　宫腔镜检查有何适应证?

　　宫腔镜检查并不是所有人都适用的，了解宫腔镜检查的适应证和禁忌证才能知道是否适合进行检查。

　　宫腔镜检查适应证：疑有任何类型的宫腔病变或者需要对宫腔病变做出诊断以及治疗的情况，均可作为宫腔镜检查的适应证。包括：①异常子宫出血（abnormal uterine bleediμg，AUB）；②影像学提示的异常宫腔内回声以及宫腔内占位性病变；③宫内节育器的定位以及取出；④原因不明的不孕和复发性流产者，用来探查影响妊娠的宫颈管或宫内因素，比如宫腔粘连、子宫畸形、子宫内膜炎等；⑤怀疑有子宫内膜癌及癌前病变者，宫腔镜检查可以帮助预测子宫内膜癌宫颈浸润程度；⑥可疑黏膜下子宫肌瘤等。

　　宫腔镜检查的绝对禁忌证：急性、亚急性生殖道炎症或女性盆腔炎症未经抗感染治疗者。宫腔镜检查的相对禁忌证：①月经期或子宫出血过多者；②妊娠期；③半年内曾因子宫穿孔行修补术者；④宫腔过于狭小或宫颈过硬不能够充分扩张者；⑤浸润性宫颈癌；⑥患有严重肝肾疾病及心功能不全，难耐受膨宫操作者；⑦生殖道结核但是未经过抗结核治疗的患者。

　　在一般不孕人群中，缺乏强有力证据支持将宫腔镜检查作为筛查工具，也没有研究针对拟行人工授精前是否需常规宫腔镜检查。比如，对于准备自然试孕的不孕症人群，我们还不确定与未进行宫腔镜检查的女性相比，筛查宫腔镜是否能改善至少有两年原因不明的不孕女性的持续或临床妊娠率。2016 年 *Lancet* 杂志发表的一项多中心随机对照研究显示，超声检查正常的不孕患者首次 IVF 前宫腔镜检查未能提高活产率。但是，2019 年 Cochrane 发表的 meta 分析，纳入 11 个随机对照研究，结果显示 IVF 前宫腔镜检查对 IVF 总体的活产率和临床妊娠率有提高趋势，而对于首次 IVF 的仅有的 3 项随机对照研究显示临床妊娠率可显著提高。

第 48 问　宫腔镜检查术前需要做什么准备?

宫腔镜检查并非随时都可以做,根据中华医学会妇产科学分会妇科内镜学组制定的妇科宫腔镜诊治规范,手术时机选择有两条:①手术应选择在早卵泡期实施,此时内膜较薄,视野相对开阔,便于手术操作;而分泌期行宫腔镜检查会使诊断困难,因为子宫内膜是增厚的呈波浪状,易于和息肉混淆;②术前已进行药物预处理者,完成预处理后即可进行宫腔镜检查。

在宫腔镜检查前,临床医师需要先对患者进行病史询问及妇科检查,了解子宫的位置、大小、质地及双附件异常情况。另外还需要进行一些常规术前检查,包括阴道分泌物检查、宫颈衣原体和淋病奈瑟球菌检查、宫颈涂片筛查、妇科超声、心电图等。对于经病情评估、可能比较困难的宫腔镜检查,比如已经闭经可疑重度宫腔粘连的,可做宫颈预处理,可先行三维超声判断宫腔形态和内膜厚度。

第 49 问 宫腔镜手术和宫腔镜检查术是一回事吗?

宫腔镜检查术是利用宫腔镜进行宫腔内病变诊断的一种方式,被认为是判断宫腔异常的金标准。对于一般的检查镜,没有即诊即治地去除病变等宫腔内操作的功能,有的宫腔镜检查镜具备操作孔和操作器械,可实现即诊即治,目前一般需要 6.5mm 的鞘。

而宫腔镜手术是利用宫腔镜的直视作用进行的宫腔内操作的手术方式的简称,目前应用越来越广泛,包括子宫内膜切除术(transcervical resection of endometrium, TCRE)、子宫内膜息肉切除术(transcervical resection of polyp, TCRP)、宫腔粘连切除术(transcervical resection of adhesion, TCRA)、子宫肌瘤切除术(transcervical resection of myoma, TCRM)、子宫腔异物取出术(transcervical resection of foreign body, TCRF)、子宫纵隔切除术(transcervical resection of septum, TCRS)等。宫腔镜手术的操作器械较多,有能量器械和非能量器械(冷刀),宫腔镜治疗镜的粗细不同,一般 8～10mm。目前有很多国产的宫腔镜手术器械,性能逐渐变好。

宫腹腔镜联合手术是不孕症常采用的治疗方法,是腹腔镜下对盆腔进行探查及处理,加上宫腔镜的检查和 / 或手术处理。腹腔镜还有监护宫腔镜手术安全性的作用。

第50问　宫腔镜手术有并发症吗？如何处理？

诊断性宫腔镜检查并发症极少，随着宫腔镜手术的广泛应用和经验积累，目前宫腔镜手术已成为安全、手术预后极好，而且并发症极少的微创手术。但是也不能掉以轻心，宫腔镜手术治疗有一定的概率发生并发症。下面针对几种并发症做简要概述，用于指导临床做参考。

（1）子宫穿孔：在所有宫腔镜手术中，子宫穿孔是最常见的并发症。主要因素包括：①患者因素：因既往宫颈手术史（锥切、LEEP术后）等造成宫颈狭窄，宫体过度后倾后屈，（绝经后）小宫腔、既往多次宫腔操作史（有时形成假道）。②术者因素：宫颈准备不充分，初学者缺乏手术经验及技巧，扩宫力量过强；子宫肌层切割过深，比如特殊部位妊娠、子宫肌瘤、严重的宫腔粘连或畸形子宫等。因此，宫腔镜手术时的膨宫压力应为满足视野的最小压力（一般为平均动脉压水平）；电切时不可过深，应该避免反复切割同一区域，尤其是宫底和宫角这种薄弱区域。必要时在超声或腹腔镜监护下行宫腔镜手术，以降低子宫穿孔率。

发生子宫穿孔，首先明确穿孔的位置，评估有无邻近脏器受损。宫底较小的穿孔，由于此处血管较少，超声监测盆腔积液情况，若患者生命体征平稳，可先用缩宫素、止血药、抗生素等药物保守治疗。宫颈、宫角或侧壁的穿孔有可能伤及较大的血管，严重者可导致立即或延迟出血，应立即行腹腔镜或开腹探查术。探查时单纯的子宫穿孔可以电凝止血、缝合，合并临近脏器损伤则需多学科合作。

（2）术中、术后近期子宫出血：子宫穿孔、胎盘植入、宫颈妊娠、瘢痕妊娠、动静脉瘘和凝血功能障碍等都是引起子宫出血的高危因素。子宫肌壁的血管层位于黏膜下 5～6mm（子宫肌壁内 1/3），当切除深度超过肌壁内 1/3 时，可能会伤及血管。若伤及血管弓，会导致不易控制的大出血。术后宫腔灌流压力下降，若子宫收缩欠佳可引起大出血，而且术后近期大出血者多于术中出血者。

发生出血时可以术中电凝止血，宫腔填塞止血或者球囊压迫宫腔止血（常用 Foley 导尿管，向球囊注入生理盐水 10～30 ml，6～8h 后取出），另外配合缩宫素、米索前列醇等促宫缩药物止血效果更好。出血难控制时可选择子宫动脉栓塞，必要时需切除子宫。

（3）过度水化综合征（transurethral resection of prostate, TURP）：宫腔镜手术如为单极电切，需使用葡萄糖、甘露醇等非电解质液体作为膨宫介质，如为等离子电切，需使用生理盐水作为膨宫介质。在膨宫压的持续作用下，灌流液过多吸收入血液循环引起体液超负荷（体液负欠）和 / 或低钠血症引起一系列临床症状、体征，称为 TURP 综合征，其发生率在 0.1%～0.2%。手术时间过长、使用低渗性非电解质膨宫液、膨宫压力过高和子宫肌层血窦开放是 TURP 综合征的危险因素。用生理盐水灌流相对于甘露醇灌流发生 TURP 综合征的概率要低，但是若灌流液过度吸收仍可发生呼吸循环衰竭。

一经诊断，应及时停止手术；给予患者吸氧，密切监测患者血电解质浓度及基本生命体征；给予利尿剂，限制液体入量；同时根据所测得的血钠浓度，及时调整用量，所需补钠量＝（血清钠正常值－实际测得血钠值）× 体重（kg）×0.5；一般先缓慢补充生理盐水；若发生充血性心力衰竭，可酌情使用洋地黄类药物，若有脑水肿征象，应快速脱水并给予地塞米松静脉推注。

（4）气体栓塞：静脉气体栓塞是宫腔镜手术中罕见的严重并发症。主要因为子宫肌层血管损伤，血窦开放，为外界空气进入血液循环创造了入口；术中的头低臀高体位使静脉与右心房产生压力差，气体进入血管；增加的宫腔压力也促使气体经开放的血窦进入体内血液循环，从而导致栓塞。静脉气体栓塞发病突然并且是致命的，处理手段有限，通常会导致患者死亡。所以，静脉气体栓塞更应着眼于预防。

发生气体栓塞应立即停止手术，停止任何注入气体的操作。改变患者的头低臀高位为左侧卧位。放置中心静脉导管，建立静脉通道。给予患者吸纯氧、地塞米松等药物，如出现心肺衰竭现象，应立即行心肺复苏。高压氧舱治疗。

（5）宫腔镜手术的晚期并发症：电切组织较深时会破坏子宫内膜的基底层，致宫腔或宫颈粘连，可引起宫腔积血、腹痛、复发性流产甚至不孕等宫腔粘连的表现，必要时需二次手术。目前，临床上常采用宫腔注射透明质酸钠等药物防止粘连，联合使用 Foley 球囊效果更好。扩张宫腔的同时还可以堵塞宫颈口，防止预防粘连的自交联透明质酸钠流出。

（6）子宫内膜去除–绝育术后综合征（postablation tubal sterilization syndrome, PTSS）是由于子宫内膜去除术后患者宫腔（尤其是宫角处）残留或再生有功能的子宫内膜，日后仍有周期性出血，经血在宫腔的瘢痕挛缩下倒流入输卵管，若输卵管合并炎症或绝育史可形成积血。PTSS 一般发生在宫腔镜子宫内膜切除术后 4～13 个月，患者表现为持续性或周期性下腹痛，且腹痛剧烈，难忍受。超声显示宫角处有无回声区或输卵管积液声像图。PTSS 在内膜切除绝育术后的发生率不高，药物治疗无效时，一般需要行子宫切除和 / 或输卵管切除。

第 51 问　宫腔镜术后需要多长时间才能正常要孩子，多长时间才可以胚胎移植呢？

　　一般建议宫腔粘连术后的患者在术后的 1 个月（第一次月经干净后 2～7 天）复查宫腔镜来评估内膜恢复情况，有利于发现早期粘连，早期处理。同时对于有尽早妊娠需求的患者，早期的宫腔镜检查也可尽早检测到宫腔形态的恢复及子宫内膜创面的愈合，尽早行助孕治疗。宫腔粘连分离术后，一般需要口服人工周期 2 个月以休养内膜。一般宫腔粘连术后建议 2～3 个月以后再开始要孩子，如果避孕失败，宫腔粘连术后第一个就自然妊娠的，这种情况下应积极保胎，因为流产率较高。宫腔粘连分离术的手术创面一般在 2 个月内愈合。

　　宫腔粘连分离术术后恢复时间过长会导致宫腔粘连复发，时间太短则可能影响胚胎移植的结局。美国生育协会（American fertility society, AFS）认为宫腔粘连评分轻、中度的患者，最佳移植时间间隔为 3～6 个月，不建议在粘连分离术后 3 个月内做胚胎移植。子宫内膜息肉电切术后一般次月可尝试自然试孕。子宫肌瘤和纵隔切除术后第一次月经来潮干净后可复查宫腔镜检查，看内膜修复情况，一般也是术后 2～3 个月才开始试孕。

　　宫腔镜下子宫内膜息肉电切术后内膜恢复最快，有研究显示，86% 的患者在术后 1 个月恢复。宫腔镜下子宫肌瘤电切术恢复最慢，82% 的患者在 2～3 个月恢复正常。宫腔镜下子宫纵隔切除术和粘连分离术恢复时间居于两者之间，绝大部分术后 2 月内恢复，由此可见宫腔镜术后的恢复时间长短需要根据手术类型进行判断。

　　子宫内膜息肉患者术后次月即可进行胚胎移植，其余宫腔镜手术最好是术后第三次月经后再开始胚胎移植。笔者的一项回顾性研究表明，宫腔粘连术后 3～9 个月内行 IVF 助孕成功率较高。

第 52 问 何为宫腔粘连？有哪些危害？

子宫内膜分为表面的功能层及靠近子宫肌层的基底层，功能层可随着激素变化发生周期性改变，即月经的发生，基底层不受激素影响，不会随着月经来潮脱落。宫腔粘连是指因为各种因素造成子宫内膜基底层损伤，在创伤愈合过程中，子宫内膜表面形成粘连带，粘连在一起，造成子宫颈、宫腔内的部分或完全闭塞。一般多出现在人工流产、刮宫术、宫腔镜手术、中孕期引产等宫腔创伤性操作后，也可继发于生殖器官结核等较重的宫腔感染，有研究显示多次人工流产、刮宫所致的宫腔粘连发生率高达 25%～30%。

为了减少宫腔粘连的发生，应对可能出现宫腔粘连的宫腔操作提前预警，判断发生宫腔粘连的高危因素，如卵巢功能低下、过敏体质、疤痕体质、合并风湿免疫疾病、中孕期引产刮宫等。当人工流产或刮宫术后出现月经量减少的情况，应尽早干预，行宫腔镜检查排除宫腔粘连的情况。

宫腔粘连主要表现为女性经量减少甚至闭经、宫腔积血 / 积液、腹痛、痛经、反复流产、不孕等，其中引起不孕、复发性流产或腹痛是比较严重的表现。宫腔粘连患者的妊娠结局与粘连的严重程度相关。这可能由于宫腔粘连越严重，则正常内膜越少，厚度越薄，且较重的血管损伤会造成局部血液循环障碍。在 TCRA 治疗过程中，重度粘连患者的手术操作更复杂。

第53问 宫腔粘连是如何诊断的？

宫腔粘连诊断的金标准是宫腔镜检查。宫腔镜可以直观地观察宫腔内的病变，宫腔粘连在宫腔镜下表现为宫腔内纤维粘连带的存在，粘连带可以位于宫腔内的各个部位，可位于前后壁间或侧壁，也可位于宫角、宫腔下段甚至封闭宫颈内口或宫腔。宫腔粘连的其他诊断方法包括超声检查、子宫输卵管造影等，超声检查可显示内膜连续性中断，3D超声可见宫腔内低回声带，下段内聚，子宫输卵管造影可显示充盈缺损。宫腔粘连的诊断也要结合患者的病史进行。一般患者都会有宫腔操作史，极个别的情况下也可没有宫腔操作史，比如结核感染。

目前国内对宫腔粘连存在过度诊断或诊断不足的问题，相对来讲，过度诊断更可怕。有些宫腔仅仅是长得和大部分宫腔不一样，并没有粘连而被诊断为粘连，尤其是子宫腺肌病肌层增厚导致下端局部侧壁内聚的情况。我们建议，宫腔粘连可诊断可不诊断的情况下，倾向于不诊断，另外不要把一些子宫内膜增生症的蜂窝样内膜诊断为宫腔粘连（图53-1，图53-2）。

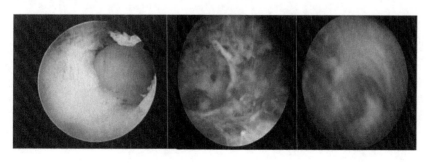

图 53-1　宫腔粘连的宫腔镜下表现

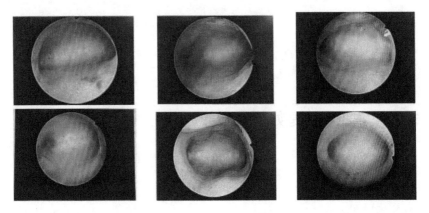

图 53-2　各式相对正常的官腔

第 54 问 宫腔粘连如何分类及分级?

关于宫腔粘连的临床分类及分级方法众多,包括 1988 年 AFS 宫腔粘连评分标准(表 54-1)、1989 年欧洲妇科内镜协会宫腔粘连分类标准、2000 年临床 – 宫腔镜粘连评分系统等,目前尚无统一的国际分类标准。为了统一诊断标准,规范手术操作,加强再粘连预防,结合我国具体临床实践,2015 年中国专家共识提出新的宫腔粘连诊断分级评分标准,根据粘连范围、粘连性质、输卵管开口状态、子宫内膜厚度(增殖晚期)、月经状况、既往妊娠史及刮宫史分为轻度(0~8 分)、中度(9~18 分)、重度(19~28 分)。相对而言,比较简洁实用且公认的是 AFS 评分。

表 54-1 AFS 宫腔粘连评分系统(1988 年)

宫腔涉及范围	<1/3	1/3~2/3	>2/3
得分	1	2	4
粘连类型	膜样	膜样及致密	致密
得分	1	2	4
月经模式	正常	月经过少	闭经
得分	0	2	4

注:1~4 分为 I 级(轻度),5~8 分为 II 级(中度),9~12 分为 III 级(重度)。

表 54-2 欧洲内镜协会 1997 年修订的评分

分度	表现	得分
I 度	宫腔内多结果： 宫腔内处有纤维膜状粘连带，两侧宫角及输卵管开口正常	
II 度	子宫前后壁间有致密的纤维组织粘连，两侧宫角及输卵管开口可见	
III 度	纤维索状粘连致部分及一侧宫角闭锁	
IV 度	纤维索状粘连致部分及两侧宫角闭锁	
Va 度	粘连带瘢痕化致宫腔极度变形及狭窄	
Vb 度	粘连带瘢痕化致宫腔完全消失	

表 54-3 宫腔粘连中国评分标准（2015 年）

评估项目	项目标准描述	评分（分）	得分
粘连范围	<1/3	1	
	1/3～2/3	2	
	>2/3	4	
粘连性质	膜性	1	
	纤维性	2	
	肌性	4	
输卵管开口状态	单侧开口不可见	1	
	双侧开口不可见	2	
	桶装宫腔，双侧宫角消失	4	
子宫内膜厚度（增殖晚期）	≥7 mm	1	
	4～6 mm	2	
	≤3 mm	4	
月经状态	经量≤1/2 平时量	1	
	点滴状	2	
	闭经	4	
既往流产史	人工流产	1	
	早孕期清宫	2	
	中晚孕期清宫	4	
既往妊娠史	自然流产 1 次	1	
	复发性流产	2	
	不孕	4	

注：0～8 分为轻度，9～18 分为中度，19～28 为重度。

第 55 问 宫腔粘连手术治疗的方法包括哪些？冷刀和电切手术有何优缺点？

宫腔粘连的手术治疗主要依靠宫腔镜，在直视下将粘连部位分离开。宫腔镜下宫腔粘连分离术主要包括机械分离法和能量介入分离法两种，哪种更好目前尚无定论。任何治疗方法的前提都是尽量减少正常内膜的损伤，保护正常的子宫内膜。

机械分离法是利用非能量器械对宫腔内的粘连带进行分离，整个过程中没有电热损伤。剪刀、扩张棒等非能量器械分离粘连可避免能量对粘连周围正常内膜的电热损伤，减少创面的渗出，将对子宫内膜的伤害最小化，从而最大限度保护残留子宫内膜，从而降低术后再粘连形成。但在周边型粘连及致密粘连的分离中，器械操作难度大，由于机械性地分开粘连带，粘连带分离后的创面暴露，小血管开放，在这种情况下不容易止血。

而通电的能量类器械可以对粘连带进行切割和止血，如针状电极、环状电极、球状电极均可对致密粘连进行快速分离的同时有效止血，维持手术视野的清晰，降低手术风险。同时对于质地致密宽大的粘连可进行有效、精确地分离。但是其电热效应可能会破坏病变周围残存的子宫内膜，进一步降低残留正常内膜的面积，进而影响手术效果。此外，炎症因子的渗出增加会促进再粘连的形成。

残留内膜面积是内膜修复的重要基础，再粘连的形成是影响子宫内膜的修复的重要的因素。

剪刀机械性分离粘连的优点是避免术中热效应，将对子宫内膜的伤害最小化，从而最大限度保护残留子宫内膜；缺点是无法止血、侧壁粘连分离较困难，受限于宫腔形态和粘连分型。而术后残留子宫内膜面积对预后有很大的影响。宫腔镜电切手术可准确止血，维持手术视野的清晰，降低手术风险，同时对于质地致密宽大的粘连可进行有效、精确的分离，但其电热效应可能会进一步损伤病变周围的残存子宫内膜，不利于术后内膜修复。"刨地露疤、削疤留皮、先侧后底、见血勿深"是一些手术技巧（图 55-1）。

有时候，宫腔粘连可用球囊扩张方法解决，尤其是中央型的宫腔粘连，在宫腔放入球囊后，进行注水扩张，则粘连带一般可被分离。其余盲视的分离粘连的方法，如刮匙分离，不推荐。

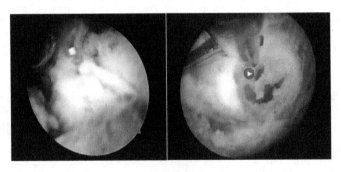

图 55-1　宫腔镜下冷刀手术

注：两种不同的宫腔镜剪刀，剪断粘连带。

第 56 问　宫腔粘连术前术后有哪些预防再次粘连的方法?

　　宫腔镜手术前应做好充分的术前评估,包括宫腔形态、粘连程度、内膜厚度、卵巢功能等,必要时可结合患者输卵管通畅程度和男方精液情况。如粘连很重或有疏通输卵管需求,可一并行宫腹腔镜联合手术。宫腔镜术前可给予雌激素预处理,自卵泡期就开始使用小剂量雌激素至宫腔镜术后 2 周,可延长卵泡期增长子宫内膜,有利于灵活安排手术时机,防止雌激素低下引起的宫腔粘连。

　　宫腔粘连术后可采用的预防措施包括固体屏障如 IUD、球囊、Forley 尿管、人羊膜移植物,半固体屏障如透明质酸、自交联透明质酸凝胶,同时可以进行人工周期,利用激素补充,促进子宫内膜恢复。笔者的临床研究表明,宫腔粘连术后放置自交联透明质酸钠凝胶的预防复发效果,优于节育器。

　　2017 年美国妇科腔镜学会(American Association of Gynecologic Laparoscopists, AAGL)指南指出如果使用宫内节育器预防术后粘连,则推荐使用接触面积大的惰性 IUD 如双 S 形环,避免使用含铜及孕酮的 IUD 及 T 形 IUD。虽然放置 IUD、球囊可以预防宫腔粘连,但也有发生子宫穿孔和感染等的风险。目前宫形球囊更符合子宫形态,可放置于子宫内相当长的时间,或许更有应用前景。

第 57 问 宫腔粘连术后妊娠情况如何?

轻度宫腔粘连可以选择试孕或人工授精,而中重度宫腔粘连内膜厚度达到 7mm(增殖晚期)是实施辅助生殖技术的基本条件。然而,重度宫腔粘连内膜很难达到 7mm,临床工作中,依据子宫内膜厚度实施辅助生殖技术应遵循个体化原则,子宫内膜达不到 7mm 也不是不可以胚胎移植。笔者诊治的足月产的内膜厚度最薄是 4.5mm。也有些文献报道提示妊娠期间胎儿三维超声,在胎儿周围存在宫腔粘连带的报道。宫腔粘连并不可怕,重要的是要及时就诊,找到合适的治疗方法,从而可以尽早获得妊娠。

具有不孕病史的患者宫腔粘连手术后妊娠的概率比没有不孕病史的要低,而有复发性流产病史的女性宫腔粘连术后的妊娠概率则相对更高。说明不孕症患者检查出宫腔粘连治疗后妊娠率可能会增加,但妊娠与多种原因有关,若术后仍然持续不孕,则需要关注除宫腔粘连之外的其他原因,并不是治好宫腔粘连就一定成功妊娠。

值得注意的是,宫腔粘连根据严重程度的不同分为轻中重三种类型,轻度中度患者的预后相对较好,重度宫腔粘连患者的术后妊娠率仍然是比较低的,约 32.5%。宫腔粘连越重,术后复发率越高,另外也与术后采取的预防粘连措施、术后用药、卵巢功能和个人体质有关。对宫腔粘连患者的治疗是在恢复宫腔解剖形态的基础上,促进内膜的再生及功能的恢复,从而达到成功妊娠的最终目的。对重度宫腔粘连患者,如何有效保护其残留子宫内膜、改善内膜功能、恢复其生育功能仍是临床治疗宫腔粘连过程中亟待解决的难题。笔者的研究表明,宫腔粘连患者术后 IVF 活产率与普通患者相当,因此宫腔粘连患者可能从手术中获益。

第 58 问　宫腔粘连术后需要利用激素恢复内膜吗？术后雌激素如何应用？

一般宫腔粘连术后除了应用宫腔内球囊放置等机械性预防外，还可以常规补充雌激素促进内膜恢复，促进术后裸露创面的上皮化，预防术后粘连。动物研究表明雌激素治疗可以减少宫腔粘连和组织纤维化，并改善子宫内膜容受性。2017 年美国妇科腔镜协会宫腔粘连指南建议使用雌激素加或不加孕激素进行术后激素治疗（B 级证据），但没有说明使用的雌激素剂量。雌激素剂量应用差异很大，从每天 2mg 雌二醇或等效激素到 12mg 雌二醇。高雌激素环境可促进子宫内膜纤维化产生，从而加剧宫腔粘连的形成，因此雌激素的补充不是越多越好的。对于重度宫腔粘连患者，术后不使用雌激素，月经改善率为 4.3%，单独使用雌激素为 22.5%～100%，同时使用雌激素和其他辅助治疗，月经改善率为 63.8%～100%。因此，同时使用雌激素和其他辅助措施可提高疗效。

第 59 问　宫腔粘连术后影响 IVF 妊娠结局的因素还有哪些?

　　既往研究显示，宫腔粘连患者的妊娠结局与粘连的严重程度相关。这可能由于宫腔粘连越严重，则正常内膜越少、厚度越薄，且较重的血管损伤会造成局部血液循环障碍。在 TCRA 治疗过程中，重度粘连患者的手术操作更复杂。这些因素都可能对患者的生殖结局产生不利影响。活产率与年龄呈负相关，是 TCRA 术后患者活产的独立影响因素，这与既往研究结果一致，而且活产患者的获卵数更多。这可能体现了年轻患者具有更好的卵巢功能及内膜恢复能力。随着患者年龄增大，其孕产史及宫腔操作史也更加复杂，这进一步增加了内膜损伤及宫腔粘连的患病风险。

　　笔者的回顾性研究显示，年龄、BMI、hCG 日内膜厚度、AMH 为宫腔粘连术后患者 IVF/ICSI 助孕治疗临床妊娠结局的独立影响因素，AMH、BMI、hCG 日内膜厚度、宫腔操作次数为宫腔粘连术后患者 IVF/ICSI 助孕治疗活产结局的独立影响因素。年龄、AFS 评分、移植胚胎数、Gn 启动量是 TCRA 术后患者接受 IVF 治疗活产的独立影响因素，基础 E_2 水平和 hCG 日子宫内膜厚度也与活产相关。而手术方式和防粘连屏障的选择，与活产率并无明显相关性。

第 60 问　薄型子宫内膜对辅助生殖结局有哪些影响？

薄型子宫内膜一般是指子宫内膜最厚不超过 7mm 或 7.5mm。导致薄型子宫内膜的原因有很多，最常见的是炎症因素和医源性因素。炎症因素主要是指急性或慢性感染可能破坏子宫内膜基底层。医源性因素包括反复或彻底的刮宫会损伤子宫内膜基底层，宫腔镜子宫黏膜下肌瘤切除术、宫腔镜子宫内膜息肉切除术或腹腔镜子宫肌瘤切除术可能导致宫腔粘连，枸橼酸氯米芬胶囊等药物也可能导致子宫内膜变薄。薄型子宫内膜还存在特发性，可能是由个体子宫结构或影响子宫内膜生长的内在特性引起的。此外，血管分布不良和低 E_2 水平也会导致子宫内膜发育不良。

子宫内膜厚度是妊娠结局的独立影响因素，且薄型子宫内膜是不良妊娠结局的预后因素。子宫内膜的厚度甚至对孕妇或儿童造成影响。胚胎着床和临床妊娠受两个主要因素影响，即胚胎和子宫内膜。健康的胚胎和合适子宫内膜是胚胎植入的必要条件。

子宫内膜过薄不仅会对妊娠结局产生不利影响，还会增加女性妊娠期高血压疾病和新生儿低体重的风险，或降低新生儿的体重。Kasius 等的 meta 分析显示，子宫内膜厚度≤7mm 女性的临床妊娠率显著低于子宫内膜厚度＞7mm 的女性。子宫内膜厚度与产科并发症之间的关系进行分析，发现子宫内膜厚度＜7.5mm 的患者不良产科结局风险增加。笔者的前期研究发现 IVF/ICSI 鲜胚移植后，子宫内膜厚度≤7.5mm 的女性伴发小于胎龄儿（small for gestational age, SGA）的风险是子宫内膜厚度＞12mm 女性的两倍。增加薄型子宫内膜患者的子宫内膜厚度对于临床妊娠率的提升至关重要。随着育龄期女性薄型子宫内膜发病率逐年升高，临床医生也在不断提出各种新的治疗策略，努力改善薄型子宫内膜不孕患者的妊娠结局。因此，需要告知患者子宫内膜薄可能引起的产科并发症和围产期结局，并鼓励患者积极配合围产期护理。

第 61 问 薄型子宫内膜治疗有何进展？

术后除了雌激素治疗外，一些增加子宫内膜血流的药物如阿司匹林、枸橼酸西地那非等也在临床中有所应用。增加子宫内膜厚度、治疗薄型子宫内膜的传统方法包括大剂量的雌激素给药、使用低剂量的阿司匹林、维生素 E、枸橼酸西地那非、神经肌肉电刺激、己酮可可碱等。尽管尝试了各种可能的方式，仍有一些薄型子宫内膜患者无法达到胚胎移植所需的最低子宫内膜厚度。近期有报道称，宫腔灌注富血小板血浆（platelet rich plasma, PRP）、粒细胞集落刺激因子（granulocyte–colony stimulating factor, G–CSF）和粒细胞 – 巨噬细胞集落刺激因子（ granulocyte–macrophage–colony stimulating factor, GM–CSF）可显著增加薄型子宫内膜患者的子宫内膜厚度。PRP 含高浓度血小板，有超生理量的必需生长因子，能提供再生刺激促进具有低愈合潜力的组织的修复。来源自体血液中的全血，经离心后去除红细胞，提取 PRP 蛋白浓缩物的血浆，具有抗发炎和促再生的作用。

第 62 问　慢性子宫内膜炎如何引起？可能有哪些临床表现？

慢性子宫内膜炎（chronic endometritis, CE）被定义为子宫内膜的局限性炎症，其特征为水肿、基质细胞密度增加、上皮细胞和间质成纤维细胞之间的分化，以及间质中存在浆细胞浸润。

CE 由多种病原体引起，包括淋病、衣原体、支原体、大肠埃希菌（大肠杆菌）、链球菌、葡萄球菌、肠球菌、酵母菌和结核杆菌等。大多数 CE 由细菌感染引起，约占 77.5%，包括大肠埃希菌（大肠杆菌）、粪肠球菌、无乳链球菌等，其次是支原体和衣原体，分别占 25.3% 和 12.7%。

CE 通常无症状或仅表现为轻微症状，常见症状有异常子宫出血、盆腔疼痛、性交困难和白带增多等。普通人群中慢性子宫内膜炎的患病率约为 10%，但接受体外受精（IVF）治疗的不孕女性中有 15% 的女性患有 CE。在有可能诊断为 CE 的女性中，子宫内膜活检应通过免疫组织化学检查浆细胞，这仍是首选的诊断方法。

第 63 问　慢性子宫内膜炎诊断的标准是什么？

子宫内膜病理检查被认为是诊断子宫内膜病变的金标准。大部分专家认为，在子宫内膜切片中识别多个（两个或更多）间质细胞是确认 CE 的必要条件。但慢性子宫内膜炎的诊断标准目前仍不明确。

HE 染色诊断标准：①诊断 CE：子宫内膜间质中见到典型的浆细胞，胞浆嗜碱性，细胞核偏于一侧，核质染色深，高倍镜下可见细胞核呈车轮状；②疑诊 CE：子宫内膜苏木素尹红染色中未查见典型的浆细胞，子宫内膜间质细胞呈纺锤状，类似纤维化，淋巴细胞集中于子宫内膜间质细胞；③非 CE：以上情况均未见。

有研究以 CD138 免疫组化为诊断标准：①诊断 CE：在 400 倍高倍镜视野下，子宫内膜间质中观察到 5 个或更多典型浆细胞；②非 CE：子宫内膜 CD138 免疫组化染色标本中见到不足 5 个浆细胞或者未查见典型的浆细胞（图 63-1）。但此标准尚未达成共识性的意见。

到目前为止，对于慢性子宫内膜炎的患病率以及对无症状患者适应体外受精（IVF）/ 胞浆内精子注射（ICSI）治疗的生育力的影响尚无共识。

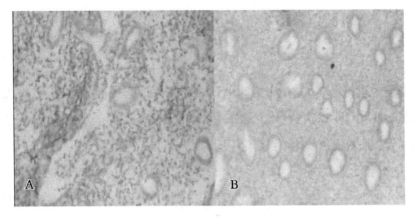

图 63-1　子宫内膜 CD138 免疫组化

注：A 阳性细胞数明显高于 B。

第 64 问　慢性子宫内膜炎宫腔镜诊断标准有哪些？

传统认为宫腔镜下子宫内膜局灶或弥漫充血、子宫内膜微小息肉（直径小于1mm）、子宫内膜间质水肿等对诊断慢性子宫内膜炎有帮助，但总的宫腔镜检查对 CE 诊断的准确性不是很高。宫腔镜检查有一些假阳性结果，但其阴性结果可以基本排除 CE。前期工作中，笔者开发了一种新的宫腔镜形态学评分系统来诊断 CE（表 64-1）。该宫腔镜评分系统对 CE 具有较高的敏感性和特异性，希望它的使用可以减少不同宫腔镜检查医师之间的主观差异。然而，对于宫腔镜是否可以取代组织学检查作为诊断工具的选择，目前还没有达成共识（图 64-1）。

"草莓征"是一种比较特异的表现，比如图 64-1 中的图 4。

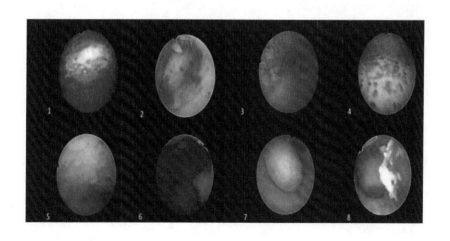

图 64-1　宫腔镜下子宫内膜炎典型表现

表 64-1　宫腔镜下子宫内膜炎评分

宫腔镜表现	备注	评分
弥漫性子宫内膜充血	子宫内膜弥漫性充血，面积占宫腔的一半及以上	4
局部子宫内膜充血	充血面积加起来不到宫腔的一半，直径大于或等于2cm	2
散在点状充血	点的大小是1mm以上，大于5处点状充血；或单个充血斑块的直径小于2cm	2
子宫内膜血管扩张	内膜血管蛛网样或树枝样扩张	2
微小息肉	直径<1mm的息肉	1
子宫内膜息肉	子宫内膜息肉状生长，有一个圆锥形或像手指一样突起的赘生物。显微镜下可见腺体、间质和血管数量不等	1

注：总评分3分及以上，考虑宫腔镜下诊断CE。

第65问　慢性子宫内膜炎对生殖有影响吗？生殖预后怎么样？

慢性子宫内膜炎在不孕症中的意义尚未得到充分的评估，目前认为可能会引起不孕、复发性流产、早产、反复移植失败等。慢性子宫内膜炎在不明原因不孕患者中非常普遍，诊断和治疗慢性子宫内膜炎可提高此类患者的自然妊娠率和活产率。慢性子宫内膜炎导致的复发性流产，经抗生素治疗可以改善妊娠结局。慢性子宫内膜炎治愈的女性妊娠率和活产率均高于子宫内膜炎持续性存在的女性和无慢性子宫内膜炎的女性。反复胚胎种植失败的女性中约有 1/3 患有慢性子宫内膜炎，经抗生素治疗后，活产率会升高，提示慢性子宫内膜炎可能是反复胚胎种植失败的原因。慢性子宫内膜炎在不明原因不孕患者中非常普遍，诊断和治疗慢性子宫内膜炎可提高此类患者的自然妊娠率和活产率。如果不治疗慢性子宫内膜炎，自然受孕和人工授精的成功率就会降低，甚至可能导致不良的产科并发症。但是，慢性子宫内膜炎与不孕、流产、反复胚胎种植失败等不良妊娠结局的关系需要更多循证医学证据支持。慢性子宫内膜炎导致的复发性流产，经抗生素治疗可以改善妊娠结局。慢性子宫内膜炎治愈的妇女妊娠率和活产率均高于子宫内膜炎持续性存在的妇女和无慢性子宫内膜炎的妇女。

第 66 问 慢性子宫内膜炎的治疗方法是什么？

目前对 CE 有效的方法是抗生素治疗，但效果仍有限，有部分患者治疗无效，炎症持续存在，其具体原因及机制尚不明确。

首先可选择抗生素进行治疗，慢性子宫内膜炎最常见的病因是常见细菌和支原体感染，不管是对于无症状慢性子宫内膜炎还是持续性慢性子宫内膜炎，经抗生素治疗后活产率和临床妊娠率明显提高。对于非特异性细菌感染，给予抗生素治疗，首选多西环素，1 次 0.1g，每天 2 次，或左氧氟沙星联合甲硝唑治疗，疗程需 14～21 天。有时可根据抗生素谱结果，如为革兰阴性菌，给予环丙沙星 500mg，每天 2 次，共 10 天作为一线治疗；革兰阳性菌给予阿莫西林 1g，每天 2 次，连续用药 8 天；支原体和脲原体感染，一般可不干预，必要时给予四环素治疗，连续应用 12 天。

其次还可以选择宫腔灌注给药，宫腔灌注的药物可以是多西环素、地塞米松，也可以是富血小板血浆等新兴治疗方法，灌注同时可给予内膜微刺激搔刮。对于子宫内膜炎性病灶局限者通过子宫内膜活检术可能得到根治或好转，子宫内膜局部损伤使接受体外受精的患者成功妊娠率翻倍，子宫内膜刮伤会改善有两次或两次以上 IVF 失败的女性的活产率。原因：一是内膜的局部损伤会增加植入率，导致蜕膜化；二是内膜人工损伤后恢复过程中分泌的细胞因子和生长激素对胚胎植入有良好的影响；三是在 IVF-ET 的下一个周期，由于过度刺激卵巢，内膜的人工损伤可能会延迟内膜的提前成熟。

此外还有中医中医治疗，可以对慢性子宫内膜炎有一定治疗效果，降低炎症因子水平，且不良反应少，值得临床推广使用。

第 67 问　何为子宫内膜息肉？其患病与什么因素有关？

子宫内膜息肉是含有腺体和间质的局部子宫内膜的过度生长产物，是最常见的子宫内膜形态异常，常见于育龄期女性。息肉由子宫内膜腺体、间质和血管组成。息肉的表现形式多变，它们的数量可能单个或多个，可分为无蒂和带蒂，直径从数毫米到数厘米。大多数息肉是无症状的，常在评估不孕症时被偶然发现。

子宫内膜息肉的确切病因尚不清楚，目前认为高危因素有雌激素水平过高（例如围绝经期和绝经后激素补充治疗、长期服用激素类的保健品）、慢性妇科炎症的长期刺激、肥胖、糖尿病、乳腺癌术后长期应用他莫昔芬等。

多达 25% 的不明原因不孕女性在宫腔镜检查中发现了子宫内膜息肉，但是真实发病率尚不清楚。子宫内膜息肉可无症状，当出现症状时，通常包括异常（包括绝经后）子宫出血以及不孕。子宫内膜息肉罕见恶变，高龄者应警惕。

子宫内膜息肉是子宫内膜腺体和间质的局部增生，突出于子宫内膜外。子宫内膜息肉的确切病因尚不清楚。然而，子宫内膜息肉与子宫内膜增生有关；因此，未对抗性雌激素被认为是一个危险因素。

第 68 问　子宫内膜息肉会引起不孕吗？机制是什么？

子宫内膜息肉在人群中的发病率约为 8%～25%，不孕女性内膜息肉发生率可高达 34.9%。不孕女性中子宫内膜息肉的高患病率表明子宫内膜息肉与不孕可能存在因果关系，子宫内膜息肉可能导致不孕症，临床上可见许多患者切除息肉后便自然受孕成功。子宫内膜息肉和内膜异位症是相关的，具体机制不详。

子宫内膜息肉可能干扰胚胎植入的机制尚不清楚。有研究认为子宫内膜息肉对生育能力产生不利影响的机制可能与机械干扰精子运输或占位性病变干扰胚胎着床有关。有研究发现，子宫内膜息肉产生的分子机制是局部子宫内膜雌激素和孕激素受体、子宫内膜芳香化酶表达异常，导致子宫内膜过度增殖并降低了子宫内膜的接受能力。子宫内膜息肉可引起局部炎症改变，从而干扰正常的胚胎着床和发育。据推测，子宫内膜息肉可降低已知的子宫内膜容受性分子标记 HOXA10 和 HOXA11 的 mRNA 水平。子宫内膜息肉尤其是多发性息肉可引起子宫形态和体积改变，阻止胚胎着床。无症状子宫内膜息肉对不孕症的影响尚不清楚。然而，由于对精子运输的机械性干扰、胚胎植入的损害或子宫内膜容受性的改变，息肉可能导致不孕是合理的。此外，有研究认为息肉的大小、数量或位置可能影响生殖的结果。

第 69 问　子宫内膜息肉恶变的高危因素是什么？

　　子宫内膜息肉虽为良性，但也可以发生恶性病变。恶性肿瘤的子宫内膜息肉与患者的年龄和绝经状态有关。多数学者认为子宫内膜息肉恶变的风险随着年龄的增加而增加，而绝经前女性息肉恶变风险很低。恶性子宫内膜息肉的其他危险因素包括年龄大于 60 岁、息肉直径≥1.5cm、更年期状况、异常子宫出血、PCOS、肥胖、糖尿病、高血压、他莫昔芬的长期使用等。尽管报道结果并不十分一致，但在临床工作中，如果遇到此类患者还是应该提高警惕，通常相关检查明确风险，做到早期识别，积极预防恶变。

　　他莫昔芬常用于治疗乳腺癌，对含有雌激素受体的组织有激动或拮抗作用。他莫昔芬在乳房组织中起抗癌作用；然而，它也是子宫内膜组织的致癌物。长期三苯氧胺的使用与子宫内膜息肉的发展有关，发病率为 20%～35%。此外，绝经期症状的激素替代疗法也可能与子宫内膜息肉的形成有关，会有不规则出血和超声上子宫内膜增厚的症状。

第 70 问　子宫内膜息肉有何临床表现？

　　子宫内膜息肉患者可能无症状，最常见的症状是异常子宫出血。其他相关症状包括腹痛、盆腔痛或不孕。子宫内膜息肉的异常子宫出血可表现为经期延长、经量增多、经间期出血或性交后出学。虽然没有子宫内膜息肉的诊断出血模式，但应获得患者出血模式的详细历史。最常见包括月经过多和月经间期出血。对于任何有异常子宫出血的患者，重要的是要确定潜在的原因，严重程度，任何相关症状和共病。获得全面的内科和外科病史对于排除异常子宫出血的其他原因至关重要。

　　在门诊检查时，应进行一般性体格检查，同时进行双合诊检查和无菌窥镜检查。应全面检查宫颈和阴道穹隆，以排除患者症状的其他结构原因。从外部可以看到带蒂的子宫内膜息肉。依据笔者的经验，有宫颈息肉的患者、月经不规律的患者、子宫畸形的患者、PCOS 的患者、子宫内膜异位症的患者，常常可见子宫内膜息肉的存在。

第71问　子宫内膜息肉主要诊断方式是什么？在辅助生殖过程中发现其存在应该怎样治疗？

经阴道超声检查、超声造影或子宫输卵管造影可以提示是否有子宫内膜息肉，但确诊需要在宫腔镜下摘除息肉并做病理检查，病理学诊断是金标准。

经阴道超声检查显示子宫腔内可见常规形状的高回声病灶其周围环绕弱的强回声晕，提示为典型子宫内膜息肉。息肉内可见囊腔，宫腔内息肉表现为非特异性子宫内膜增厚或局部肿块。但超声学检查不具有特异性，在肌瘤等其他疾病中均有类似结果。月经期后重复超声检查可能有助于区分息肉状子宫内膜/子宫内膜息肉样增生与子宫内膜息肉。在诊断子宫内膜息肉方面，经阴道超声检查与宫腔镜引导下活检相比，其敏感性为19%～96%，特异性为53%～100%，阳性预测值为75%～100%，阴性预测值为87%～97%。彩色或能量多普勒的应用可分别提高阴道超声的诊断能力，彩色多普勒可显示典型的单一供应子宫内膜息肉血管的血流信号。但怀疑息肉恶变时，多普勒检查不能代替息肉术后病理。通过注射生理盐水超声（SIS）或凝胶超声提高宫内对比性可以显示灰阶阴道超声（TVUS）未检出的子宫内膜息肉，可能提高诊断的准确性。

较2D阴道超声而言，普通的3D超声只能有限度地改善诊断的敏感性。加入盐水溶液对比的3D超声较单一的3D超声检查可以提高子宫内膜息肉检出的特异性为88%～99%，阳性预测值为97%～100%，合理的高敏感性92%～95%，阴性预测值为97%。宫内显影较非显影3D超声而言其有着较高的诊断准确性。

盲目子宫内膜活检对于诊断子宫内膜息肉是不准确的。与宫腔镜引导下活检相比，盲检的敏感性低。较其他诊断息肉的方法而言，宫腔镜引导下活检是最常见的，因为它是具有最高敏感性和特异性的保守措施。

对于无症状和低风险的子宫内膜息肉患者，可以观察随诊，有可能会自行消退。有症状的患者常用治疗方式是宫腔镜下息肉切除和组织学病理检查，以排除子宫内膜恶变的可能。在体外受精－胚胎移植开始促性腺激素刺激前，常规超声诊断怀疑子宫内膜息肉时，建议女性进一步行宫腔镜检查治疗，但是超声正常者患者拒绝宫腔镜检查也是允许的。根据目前的证据，对于在超促排卵过程中偶然发现或怀疑息肉的处理是有争议的，特别是小于 20mm 的息肉。因此，在鲜胚移植前，超促排卵过程中偶然发现的可疑息肉的处理应根据不孕症女性的胚胎数量、息肉的大小和位置、既往生育史和各个医院冻胚移植后的成功率来制定最佳治疗方案。笔者的研究表明，超促排卵过程中新出现的子宫内膜强回声光团和不均质回声，并不影响鲜胚移植结局，可考虑继续移植。如选择宫腔镜手术治疗，可以在宫腔镜检查当月或择期进行，手术时机尽量控制在月经干净 2～10 天内，如月经周期长者可酌情延长。

不孕症患者，如超声提示子宫内膜回声欠均质或强回声表现，或存在异常子宫出血，可行宫腔镜检查。不孕症患者需要行 IVF 助孕者，胚胎移植前可常规行宫腔镜检查，但超声正常者患者拒绝宫腔镜检查也是可以允许的。宫腔镜检查诊断子宫内膜息肉者，可宫腔镜手术治疗。手术可以宫腔镜检查当月或择期进行，手术时机尽量控制在月经干净 2～10 天范围内为佳，如月经周期长者可酌情延长。子宫内膜息肉切除术后何时可进周期进行胚胎移植？笔者的初步统计结果表明，子宫内膜息肉切除术后胚胎移植不同时间窗对 IVF 结局影响无明显差异，切除后次月或再下一个月就可考虑进周期或冻胚移植。IVF 促排卵过程中发现子宫内膜明显增厚、不均质回声或强回声光团，可疑息肉存在，可告知患者病情，建议患者暂缓胚胎移植，但并非绝对，让患者知情选择，有研究认为 IVF 促排卵期间发现内膜息肉，小于 1.5cm 不影响 IVF 结局，大于 2cm 应切除（图 71-1）。但笔者主张比较积极地进行宫腔镜下的息肉切除术，而不是刮宫去除术。

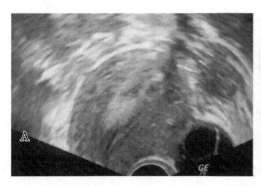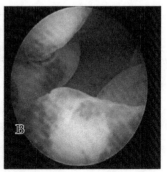

图 71-1　子宫内膜息肉图片

注：A. 阴道超声息肉图片；B. 宫腔镜检查息肉图片

第 72 问　何为子宫内膜增生症？

子宫内膜增生是由于腺体的大小和形态改变同时伴有腺体 / 间质比例（＞1:1）导致的子宫内膜量增多。国内外对于子宫内膜增生的分类并不统一。2003 年，WHO 分类系统按严重程度将内膜增生分为增生内膜、简单增生、复杂增生、不典型增生。循证医学证据表明，不典型增生者与无不典型增生者的治疗以及预后都有较大的差异，2014 年的 WHO 分类系统根据病理诊断即是否存在不典型性细胞将子宫内膜增生分为子宫内膜增生不伴不典型增生（endometrial hyperplasia without atypia, EH）和子宫内膜不典型增生（atypical hyperplasia, AH）。EH 是指子宫内膜腺体过度增生伴腺体大小和形态的不规则，腺体和间质比例增加，不伴有细胞的不典型性变化。EH 进展为分化良好的子宫内膜癌的风险为 1%～3%。AH/EIN 指过度增生的子宫内膜腺体存在细胞的异型性，但缺乏明确浸润的证据。

尚未诊断不典型增生的异常子宫出血者，如持续经间期出血或不规则流血，或治疗效果不好或可疑恶变时，应行子宫内膜活检，可行宫腔镜检查 + 内膜活检。病理诊断为子宫内膜不典型增生，有生育要求者或不接受子宫切除者，首选药物治疗，存在孕激素治疗禁忌也可宫腔镜下手术切除。保留生育治疗要有良好的依从性，能及时随访并进行定期病理检查。内膜完全逆转的中位时间是 6～9 个月，如果治疗 9～12 个月病灶持续存在或进展，应进行手术治疗。笔者的回顾性队列研究包括了年龄在 45 岁以下被诊断为伴有或不伴有不典型增生的子宫内膜复杂性增生患者，对孕激素治疗后的 IVF 的临床结局及妊娠结局进行了比较。结果表明，伴有或不伴有不典型增生的子宫内膜复杂性增生接受孕激素治疗后，其临床及妊娠结局并没有显著差异。笔者建议在短暂的孕激素治疗控制病情后，尽快施行体外受精－胚胎移植治疗将有利于改善其妊娠结局。

第73问 子宫内膜增生症发生的原因是什么?

子宫内膜增生的主要原因可能是长期无拮抗的内源或外源的雌激素刺激，也与子宫内膜本身的特性有关。其风险因素包括育龄期女性长期无排卵或稀发排卵，如 PCOS、排卵障碍性异常子宫出血；卵巢功能低下导致的排卵障碍；肥胖女性来源于脂肪细胞的雌激素过多；长期外源性雌激素摄入，如雌激素治疗缺乏孕激素拮抗等。试管婴儿超促排卵期间的外源性促性腺激素或雌激素的刺激是子宫内膜增生的危险因素，当子宫内膜局部增生明显，可能形成子宫内膜息肉样增生。即使在试管婴儿促排卵开始前就进行了宫腔镜检查，排除了内膜增生和内膜息肉的情况，也会有些患者在超促排卵过程中新出现宫腔内的强回声光团或内膜增厚、不均质回声（图 73-1）。

也有些患者，其子宫内膜就是好复发息肉或息肉样增生，增殖能力较强，子宫内膜容易偏厚，容易发生子宫内膜增生。由于内膜增生患者很多存在排卵功能障碍，自然妊娠率较低，建议积极进行促排卵或辅助生育治疗。尤其 AH 具有发展为子宫内膜癌的风险，在逆转后建议积极试管婴儿治疗。

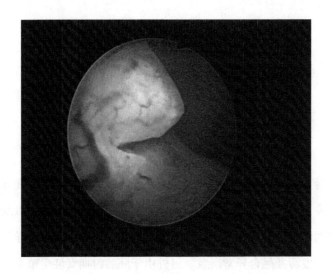

图 73-1　子宫内膜 EH 的宫腔镜表现

第 74 问　何为苗勒管畸形?

苗勒管畸形是在胚胎时期苗勒管发育、融合、吸收的过程出现异常, 任一过程出现停止发育或发育不全都可能导致输卵管、子宫体、子宫颈以及阴道中一个或多个部位的结构异常, 子宫体是最多见的异常部位。子宫发育异常多因形成子宫段副中肾管发育及融合异常所致。另外由于胚胎时期女性生殖系统与泌尿系统均起源于中胚层的间介中胚层成分, 故女性苗勒管畸形也常伴有肾脏和输尿管的畸形。

子宫未发育或发育不良包括先天性无子宫、始基子宫、幼稚子宫。先天性无子宫或始基子宫常因青春期后无月经就诊。具有宫腔和内膜的幼稚子宫若宫颈发育不良或无阴道者可因月经血潴留或经血逆流出现周期性腹痛; 幼稚子宫月经稀少或初潮延迟, 常伴痛经。体格检查时, 可发现先天性无子宫常合并无阴道, 始基子宫不能触及到宫体, 幼稚子宫宫体较小, 宫颈相对较长。妇科 B 超可确诊, 始基子宫极小, 多数无宫腔或为一实体肌性子宫, 幼稚子宫可有宫腔和内膜, 三者均卵巢发育正常。先天性无子宫、实体性始基子宫可不予处理, 幼稚子宫有周期性腹痛或宫腔积血者需手术切除, 可给予雌激素加孕激素序贯周期治疗。

残角子宫可分为残角子宫有宫腔, 单角子宫腔相通或不相通; 残角子宫为无宫腔实体, 仅以纤维带与单角子宫相连。单角子宫常无症状, 残角子宫若内膜有功能, 但其宫腔与单角宫腔不相通者, 常因月经血逆流或宫腔积血出现痛经, 也可发生子宫内膜异位症。单角子宫和残角子宫妇科检查时仅们及一侧宫体, 单角子宫因对侧卵巢不发育不能扪及卵巢组织。子宫输卵管碘油造影、超声、磁共振检查有助于诊断，应同时行泌尿系统超声或造影检查以排除泌尿系统畸形。单角子宫发现后可不予处理，残角子宫确诊后，应切除残角子宫及同侧输卵管，避免输卵管妊娠的发生。若在早、中期妊娠时发现残角子宫，应及时切除，避免子宫破裂；若在晚期妊娠时发现，则在剖宫产分娩后，切除残角子宫。

双子宫为两侧副中肾管未融合，各自发育形成两个子宫和两个宫颈，也可为一侧子宫颈发育不良、缺如。双子宫伴有阴道纵隔或斜隔造成性交困难。妇科检查可扪及子宫呈分叉状。宫腔探查或子宫输卵管碘油造影可见两个宫腔。应同时行泌尿系统超声或造影检查以排除泌尿系统畸形。一般不予处理，当有反复流产，在除外染色体、黄体功能以及免疫等因素后，可选择尝试矫形手术。

双角子宫根据宫角在宫底水平融合不全的程度分为完全双角子宫和不全双角子宫。一般无症状。妇科检查可扪及宫底部有凹陷。超声检查、磁共振显像和子宫输卵管碘油造影有助于诊断。既往无不良孕产史者，可先试孕；有生育要求及有不孕、不良产史者，可选择尝试子宫矫形。

纵隔子宫是最常见的子宫畸形，分为完全纵隔子宫和不完全纵隔子宫，前者纵隔末端到达或超过宫颈内口，外观似双宫颈，后者纵隔末端终止在内口以上水平。一般无症状。临床上主要表现为影响生育期女性的妊娠结局，包括反复流产、早产、胎膜早破等表现，其中以反复流产最常见。妇科检查一般无异常。经阴道超声检查是目前最常用的诊断方法，表现为两个内膜回声区域，子宫底部无明显凹陷切迹。子宫输卵管碘油造影有助于了解宫腔形态，评估双侧输卵管通畅与否。宫腹腔镜联合检查是诊断纵隔子宫的"金标准"方法。既往无不良孕产史者、无不孕症者可先试孕。有不孕、不良产史者，推荐在腹腔镜或B超监护下行宫腔镜子宫纵隔切除术。

第 75 问　双角子宫、纵隔子宫如何鉴别?

按照 AFS 分类系统，双角子宫的解剖学特征为宫底部浆膜层的凹陷，分为完全性（分离达宫颈内口）和部分性；按照 ESHRE–ESGE V 分类系统，双角子宫表现为宫底轮廓的异常，其特征是在子宫底中线处外部凹陷超过 50% 子宫壁厚度。目前首选三维超声（three–dimensional ultrasound, 3D US）作为诊断双角子宫的检查方式。因为仅仅靠二维超声（two–dimensional ultrasound, 2D US）阴性结果无法排除双角子宫；传统的 X 线下输卵管碘油造影（hysterosalpiμgography, HSG）难以准确区分双角子宫和不全纵隔子宫；而 MRI 可以提供高分辨率的子宫轮廓和子宫内部结构图像，但检查费用较高；宫腹腔镜联合探查手术作为诊断双角子宫的金标准，因其有创性也较少采用。

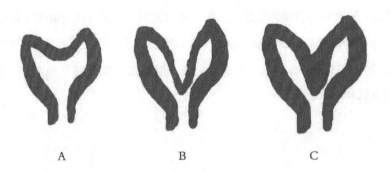

图 75–1　双角子宫分类示意图

注：A 为部分双角子宫，B 为完全双角子宫，C 为双角纵隔子宫。

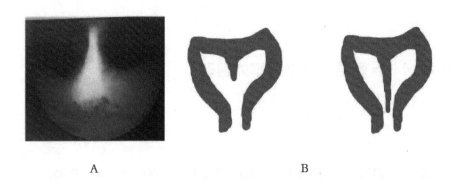

A   B

图 75-2　子宫纵隔宫腔镜表现（A）和示意图（B）

第 76 问　苗勒管畸形发病率如何？

　　苗勒管畸形是妇产科医生特别是生殖医生经常面对的一大类疾病。先天性子宫异常的患病率在一般人群中约为 6.7%，在不孕人群中约为 7.3%，在复发性流产人群中约为 16.7%。但苗勒管畸形在普通人群和有生育能力的女性中的平均患病率约 4.3%，在不孕症患者中约为 3.5%，在复发性流产患者中达到 13%。其中纵隔子宫是最常见的子宫异常，约占苗勒管畸形比例的 35%，其次是双角子宫，约占 25%。笔者每年进行的子宫纵隔手术只有 20 例左右。由这些数据可大致看出，即使按照较低的发病率估计，苗勒管畸形的患者总数也是个不小的数目。

第77问 苗勒管畸形发病机制有哪些?

苗勒管畸形的发病机制不是十分明确,多基因及环境、药理等多因素可能与之有关。即使在发生苗勒管畸形的家系,也难以发现单一的致病基因。WNT4基因曾被证实与伴有高雄激素血症的先天性无子宫无阴道综合征(Mayer-Rokitansky-Kuster-Hauser, MRKH)有关,而绝大多数苗勒管发育异常疾病常表现为特发性和散发性存在。生殖道的发生发育可追溯至人类胚胎第6周左右,两性胚胎都拥有两套生殖管道——中肾管和副中肾管,其中副中肾管即苗勒管。当女性的生殖腺分化为卵巢,因无雄激素和AMH的作用,中肾管退化,副中肾管自然发育成女性生殖道。苗勒管畸形的发生是由于胚胎时期苗勒管发育、融合、吸收的过程出现异常,任一过程出现停止发育或发育不全都可能导致输卵管、子宫体、子宫颈以及阴道中一个或多个部位的结构异常,其结果可能是单角子宫(发育不全)、双子宫或双角子宫(融合不全)以及纵隔子宫(吸收不全),子宫体是最多见的异常部位。另外由于胚胎时期女性生殖系统与泌尿系统均起源于中胚层的间介中胚层成分,故女性苗勒管畸形也常伴有肾脏或者输尿管的畸形。

第 78 问　苗勒管畸形有哪几种分类？特点是什么？

苗勒管畸形共有 4 种分类方式：AFS 分类系统、VCUAM 分类法、胚胎发育学 – 临床分类法和 ESHRE–ESGE 分类系统。

AFS 分类系统根据苗勒管发育异常发生的阶段将先天性子宫畸形分为七个基本的畸形组，同时考虑了胚胎学中苗勒管发育的理论基础、临床表现、畸形对生殖功能的影响等内容。AFS 分类系统清晰简洁，作为最早获得全球共识的分类系统，目前也是临床应用最广泛的分类系统。但是，它在对畸形进行有效分类方面存在各种限制，并非所有的异常都完全符合其中一个类别，比如无法就子宫、阴道、宫颈间的组合畸形进行分类，而且 II～VII 类畸形仅针对子宫体划分，却没有涉及子宫颈和阴道部位的异常。即便是改良后的 AFS 分类系统，仍然无法满足多个部位合并畸形的分类要求。临床使用中准确地描述畸形组成部分要比人为地把它放在一个不能完全描述它的类别中更重要。

VCUAM 分类法是基于功能、胚胎和解剖等不同的方面，把输卵管、卵巢甚至生殖系统以外的畸形都分别进行了描述，分类详尽细致，随之也造成分类的相对繁杂，附件的畸形甚至需要腹腔镜手术探查才能明确，因此该分类应用的广泛度和可行性不高。

胚胎发育学 – 临床分类法共包括六组的女性泌尿生殖器的异常。该分类系统相对全面地概括了各种生殖道畸形，但是鉴于以胚胎发育学知识作为基础，所以理解起来略有些晦涩难懂，也决定了其临床使用的局限性。

ESHRE–ESGE 分类系统在子宫异常的基础上，宫颈和阴道的异常可相互独立或者并存，该分类系统据异常的严重程度又分为不同亚型。值得注意的是，该分类方法依赖于影像学检查，对于宫底部畸形的归类需要三维超声或者盆腔磁共振检查来确定子宫壁厚度，因此很多在基层医院就诊的畸形患者无法达到诊断标准。此外在 U4、U5 分级中它没有考虑残迹宫腔的功能性及有无梗阻性症状等，因此还无法完全指导临床决策。甚至有对比研究表明 ESHRE–ESGE 分类系统导致诊断纵隔子宫的频率异常增高，诊断的纵隔子宫在数量上以弧形子宫或 AFS 分类未发现先天性畸形的病例为主导，对这些病例施行手术可能不会获得预期的好处。

以上四大类的分类方案各有优缺点，临床使用中还需要综合考虑，按照具体情况使用。针对仅有子宫体畸形的患者，可选择应用最为广泛的 AFS 分类系统；如果涉及多种畸形的横断面研究，需要 ESHRE–ESGE 分类法全面描述各种表型；如果是 MRKH 综合征或者合并肾脏缺如等复杂畸形，则必须借助 VCUAM 分类法才能全面客观。临床医生需要系统掌握才能实现准确性、个体化地恰当运用。

第 79 问 如何诊断苗勒管畸形？

　　女性生殖道先天性异常的准确诊断仍然是一个临床挑战，影像学检查作为生殖道畸形最好的辅助检查方法，主要包括超声、HSG、MRI 等。许多异常最初是通过超声检查或者 HSG 检查发现的，然而，进一步的影像学检查往往是必要的，以明确诊断和阐述次要发现，必要时进一步制定治疗措施。此时，MRI 由于其无创性、能高分辨率显示子宫阴道解剖结构而成为复杂畸形准确诊断的首选方式，可以显示不同子宫畸形的形态、结构及宫腔内、外观相关改变，确定子宫壁厚度，对显示复杂子宫畸形及并发的其他改变优势明显。腹腔镜检查和宫腔镜检查是为可能进行介入治疗的女性保留的检查项目（图 79-1）。

　　ESHER-ESGE 诊断女性生殖道畸形的共识中给出较权威的意见：妇科检查和 2D 超声被推荐用于评估无症状的女性；3D 超声被推荐用于诊断高风险群体的患者，即出现生殖道异常或者无症状但通过常规检查怀疑有异常的女性；MRI 和内镜检查因其有创性、价格昂贵，被推荐用于可疑的复杂异常或诊断困难的患者。对于有症状提示生殖道异常的青少年，应通过 2D 超声、3D 超声、MRI 和内镜检查进行系统评估。需正确使用各种诊断方法，并由专家进行评估，以避免临床工作中的漏诊、过度诊断和片面诊断。该共识还指出，应对超声联合门诊宫腔镜检查的作用进行前瞻性评估。

　　另外有研究针对需要行 ART 助孕的患者，建议该部分患者在实施 ART 术前行子宫三维超声评价，以便对子宫先天性异常做出准确诊断，提高手术成功率。

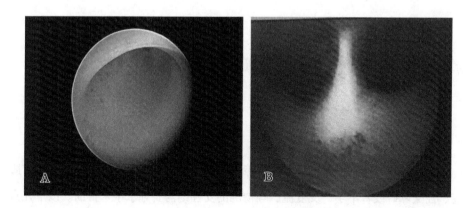

图 79-1　单角子宫和纵隔子宫

注：A 为单角子宫宫腔镜图片；B 为纵隔子宫宫腔镜图片。

第 80 问　不孕症患者的苗勒管畸形是否需要治疗?

绝大多数无症状或者不存在生育障碍的苗勒管畸形患者都无须治疗,但有腹痛、性交障碍或者不孕、反复流产等情况的女性则需要寻求手术帮助。以下几点处理措施目前得到普遍认同:对于阻塞性生殖道畸形患者,应尽早手术解除生殖道梗阻;有功能性内膜的残角子宫须给予切除,腹腔镜可作为切除单角子宫患者与宫腔不连通的残角子宫的安全有效方式。

笔者的前期研究表明,双角子宫并行辅助生殖治疗的数据仍然非常少。笔者分析双角子宫患者的基线数据时发现,58 名双角子宫患者中有 16 名 PCOS 患者,比例占到了 27.6%。双角子宫不孕患者与具有相似基线特征的正常子宫形态的患者相比,在 IVF/ICSI 治疗后的鲜胚移植各项指标及结局均无显著差异,双角子宫对 IVF/ICSI 鲜胚移植结局无明显不良影响。经过一个完整的 IVF/ICSI 治疗周期后,双角子宫患者的累积妊娠率和累积活产率取得与正常子宫相近的结果,产科并发症如胎膜早破、前置胎盘等疾病的发生率也未见明显增加。

另外,关于纵隔子宫手术前瞻性队列研究所证实,宫腔镜手术切除纵隔可提高纵隔子宫和其他不明原因导致不孕症女性的生殖能力,没有其他不孕原因的纵隔子宫患者,在切除纵隔后受孕的概率也明显高于特发性不孕患者。除上述几种被广泛认可的治疗方式,其他畸形的矫形手术尚缺乏可信度高的证据,仍有待继续探讨。对于原发性不孕症合并纵隔的处理,目前还没有共识。笔者探讨纵隔切除术对 IVF-ET 术后生殖结果的影响,发现在 IVF-ICSI 前进行宫腔镜子宫纵隔切除术可能是有益的,包括针对原发性不孕症合并纵隔或继发性不孕症合并纵隔,可以改善生殖结局。

第 81 问　输卵管积水是怎么出现的?

输卵管是女性重要的生殖器官，输卵管是位于子宫角两侧的黏膜肌性管道。输卵管远端游离呈漏斗状，附着于卵巢表面，具有拾卵功能，全长平均8～14cm，被人为的分为4部分：输卵管间质部、输卵管峡部、输卵管壶腹部和输卵管伞部。

输卵管积水可由多种原因引起，盆腔炎性疾病是引起输卵管积水的最常见原因，其他病因包括输卵管结核、子宫内膜异位症、阑尾炎、腹盆腔手术等。当输卵管因炎症出现伞端粘连或者闭锁时，输卵管壁黏膜分泌液体无法排出，积聚在闭锁的输卵管伞端形成输卵管积水。输卵管伞端分泌液体无法正常排出入腹腔，部分经子宫流出阴道，导致阴道排液的症状。

25%～35% 的女性不孕是输卵管原因导致的，50% 输卵管损伤是由盆腔炎症导致。输卵管积水导致的粘连往往与卵巢间存在或致密或疏松的粘连。有时候输卵管积水折叠粘连于子宫角部，与输卵管峡部临近，有时候输卵管积水伞部与卵巢致密粘连，甚至形成输卵管卵巢囊肿。一般伞部粘连较致密，壶腹部峡部较疏松。伞部粘连在分离过程中可能破裂，显露出输卵管伞端黏膜组织。严重粘连也是导致输卵管积水的原因之一。如果输卵管因积水近端结扎，远端伞部积水又复发，则输卵管会形成一个两端封闭的"腊肠"，可能引起疼痛。

第 82 问　输卵管积水如何诊断?

输卵管积水一般通过输卵管造影(hysterosalpiμgography, HSG)或者 B 超诊断。HSG 诊断示双侧输卵管或者单侧输卵管远端扩张,形成囊袋状,盆腔无造影剂弥散。B 超检查积水时表现为双侧卵巢外大小不等的液性暗区,形态不规则,典型的是腊肠样低回声区,内可见皱襞(图 82-1)。

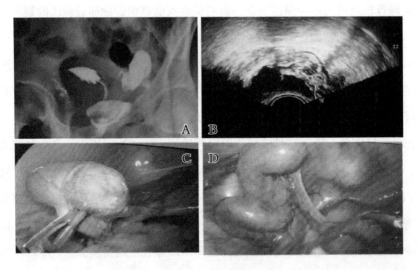

图 82-1　输卵管积水

注: A. HSG 提示左侧输卵管积水, X 线子宫输卵管造影显示左侧输卵管积水明显增粗,伞端闭锁,无造影剂弥散入盆腔。B. B 超提示输卵管积水,腊肠型内有积液,可见横向皱襞。C. 与图 A 造影显示的同一位患者的术中所见,腹腔镜所见左侧输卵管积水。D. 先天性左侧输卵管闭锁,考虑为先天发育异常所致。

第 83 问　输卵管积水会影响试管婴儿的成功率吗?

　　输卵管积水还可逆流至宫腔,对胚胎形成机械性冲刷从而干扰着床。输卵管积水会影响试管婴儿的成功率。积水患者行 IVF 助孕的活产率比其他不孕因素患者的活产率降低了约 50%,输卵管积水降低了胚胎种植率,增加了流产率。我们所说的输卵管积水一般是 B 超或输卵管造影明确诊断的积水。

　　输卵管积水影响成功率的机制还没有完全清楚,目前主要认为有以下几个方面:①输卵管积水虽然为输卵管管壁的漏出液,但包含有肿瘤坏死因子和干扰素等细胞毒性物质,对精子、卵子和胚胎均有不同程度的损害;输卵管积水反流至宫腔对胚胎有直接的毒性作用。②影响胚胎种植率通过降低子宫内膜容受性和对胚胎的机械冲刷作用。③积水为低蛋白,低渗性液体不利于胚胎的发育,同时积水中还含有许多炎性因子也会对胚胎的生长发育有毒性作用。

第 84 问 IVF 前查出有输卵管积水，需要对积水进行处理吗？输卵管积水有哪些处理方式？

输卵管积水可以显著降低 IVF 成功率，所以在 IVF 之前均建议对输卵管积水进行手术处理。

目前输卵管积水在治疗的选择上主要有 B 超引导下积水抽吸术、输卵管远端造口术、宫腔镜下输卵管间质部栓堵术、输卵管远端造口近端结扎术、输卵管切除术等，目前国际上最主要的处理方式是输卵管切除术。输卵管近端结扎术后存在输卵管积水复发的风险，积水复发是否对 IVF/ICSI-ET 结局产生不良影响也缺乏研究。目前认为，输卵管积水患者行 IVF 治疗前行腹腔镜手术治疗是第一选择。然而腹腔镜手术可能会出现粘连、肠道尿道穿孔和损伤等并发症，尤其是在盆腔慢性炎症（PID）患者中，这些不良事件可能比最初的不孕原因更加影响 IVF 的结局。因此寻找个体化的输卵管积水治疗方式是非常有意义的，这些方式主要有宫腔镜下输卵管栓堵术、输卵管硬化剂治疗和在 IVF 过程中输卵管积水穿刺术。

（1）腹腔镜下输卵管切除术的效果是受到广泛认可的。输卵管近端结扎术和输卵管切除术比较具有相似的临床妊娠率。输卵管造口术可以改善积水患者的临床妊娠率，对输卵管积水行输卵管造口术可以防止积水流入宫腔，将积水引流入腹腔，可以减少输卵管积水对胚胎植入宫腔的干扰。

输卵管切除术的优点是可以将慢性感染组织完全切除，从而消除脓肿形成的风险，可以恢复盆腔脏器的解剖位置，使在 IVF 助孕时取卵过程中卵巢的可及性方便取卵。缺点是手术本身对于盆腔重度粘连的患者，由于解剖结构不清很容易术中损伤肠管，输尿管造成穿孔，并且从宫角处切断输卵管可能增加输卵管间质部妊娠的风险。此外，输卵管切除术可能影响到卵巢的血液供应，使卵巢对促性腺激素刺激的反应性降低，增加促性腺激素的用量。输卵管切除术对于肥胖患者、盆腹腔粘连严重患者以及剖宫产术后或多次手术史的患者来说可能是存在潜在危险性，比如说严重的手术并发症。输卵管切除术使患者失去了任何自然妊娠的可能性，对于患者来说这是一个很大的心理负担，可能会导致很多不孕患者拒绝采用此种手术。

对于盆腔解剖结构不清的患者来说输卵管结扎术可能就是一项比较好的选择，它创伤更小、更易于操作、手术时间更快，也解决了输卵管积水反流至宫腔的这一主要问题，近端结扎的另一个优势是不影响卵巢血供。但是输卵管结扎术并没有完全的去除病灶，可能会导致病灶持续存在，会有盆腔疼痛的出现。

对于强烈要求保留输卵管功能的患者，输卵管造口术是一个不错的选择。输卵管造口术可以改善临床妊娠率，可以将积水引流入腹腔，防止积水流入宫腔，减少输卵管积水对胚胎植入宫腔的干扰，但是输卵管造口术后的不孕率仍然较高，术后有很快复发的风险。同时输卵管及周围的原有慢性炎症的影响，可以导致输卵管管壁僵硬，即使恢复输卵管原有的形态，仍然可能出现输卵管拾卵功能障碍，输卵管造口术使输卵管复通后有增加输卵管妊娠的风险。

因此，如果输卵管伞端周围粘连严重、积水范围比较大或因盆腔有炎症导致有积脓存在时，可选择腹腔镜下的输卵管切除术；而对于输卵管积水程度比较轻的患者，可行输卵管造口术来保留输卵管功能，增加术后自然妊娠的可能性。对于盆腔粘连较重，解剖结构不清，但输卵管积水较严重患者可行腹腔镜下输卵管远端造口近端结扎术。

（2）B超引导下的输卵管抽吸术是指在行 IVF 助孕患者在取卵过程中，所有卵子都取完之后，用穿刺针穿刺引流积水。目前的文献对于此操作的有效性有很大的争议。

B超引导下经阴道后穹隆穿刺是一项简单有效、伤害小、价格便宜的处理输卵管积水的方式。B超引导下阴道后穹隆穿刺术比较适用于促排规程中发现积水或者 IVF 治疗已经开始的患者，可能会提供一个较好的着床窗口期，主要的缺点是有较高的输卵管积水复发率。

（3）宫腔镜下介入栓堵术：Essure 和 Adiana 被用来进行宫腔镜下输卵管栓堵，他们都曾广泛应用在绝育手术上，但是现在 Essure 被广泛用来处理输卵管积水。Essure 是一种微小的植入物，一般长约 4cm，扩张直径 2mm。内部线圈含聚对苯二甲酸乙二醇酯纤维，这些纤维诱导良性组织反应来阻塞输卵管，镍钛外线圈可以紧紧贴合在输卵管和子宫的交界处起到堵塞输卵管的作用，防止积水反流至宫腔。宫腔镜下输卵管栓堵术将会是一个对于手术禁忌证患者简单且安全有效地积水处理方式（图 84-1）。

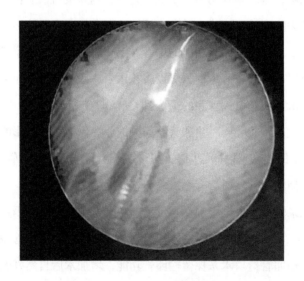

图 84-1　经宫腔镜输卵管间质部栓堵术

注：经宫腔镜，将金属弹簧圈推入输卵管间质部内。

（4）B 超引导下的硬化治疗需先用取卵穿刺针超声引导下穿刺并引流出输卵管积水，将积水引流完全后用硫酸庆大霉素注射液冲洗管腔后注入 98% 乙醇剂量为吸出液体体积的一半，留在输卵管腔 5～10 分钟后抽吸出。所有患者术后监测 1 小时，口服抗生素 3 天，两周后进行超声评价。硬化剂治疗有效是指输卵管腔内没有可视液体或者液体体积小于治疗前的 10%。超声硬化疗法在治疗输卵管积水患者提高 IVF 结局可能是通过改善子宫动脉弓的血流来实现的。

综上，腹腔镜手术适用于计划行 IVF 治疗的输卵管积水患者（图 84-2）。输卵管切除术和输卵管近端离断术具有相似的效果。对于盆腔解剖结构不清的患者可以考虑进行输卵管结扎术。对于病变不太严重的输卵管或者想自然妊娠的积水患者可以考虑进行输卵管造口术。对于盆腔重度粘连的患者宫腔镜下输卵管栓堵术是一项比较有效地处理积水的方式。B 超引导下经阴道积水穿刺术和输卵管硬化剂治疗也是可以的选择，但是其较高的复发率可能会对其效果有一定的影响。

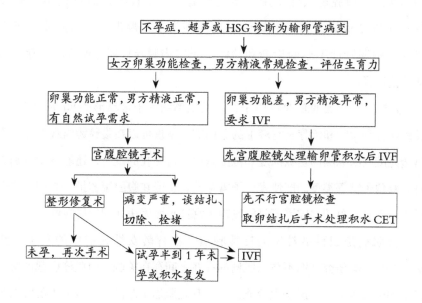

图 84-2　输卵管积水的建议处理思路

第 85 问　辅助生殖中常见的宫腹腔镜联合手术有哪些应用？

腹腔镜可以直视子宫的外形及盆腔结构，而宫腔镜可以直视宫腔内形态和解剖结构。宫腹腔镜联合使用，不但扩宽了手术视野，而且还给宫腔镜操作提供了安全保障。宫腹腔镜的联合使用为子宫畸形、子宫肌瘤、子宫动脉栓塞、输卵管性不孕的诊断和治疗、子宫内膜异位症等疾病的治疗开辟了新的诊治途径。

子宫畸形：最常见的是纵隔子宫，发生率约占子宫畸形的 80%～90%。宫腹腔镜联合是诊断和治疗子宫畸形的金标准，不仅可以在腹腔镜监视下通过观察子宫透光度判断纵隔的切除深度和范围减少子宫穿孔的发生，还能帮助鉴别纵隔子宫、双角子宫等类型。即使发生子宫穿孔，也能在腹腔镜监护下立即行缝合修补手术，克服了单纯宫腔镜下只能发现子宫穿孔而无法处理的局限性。

子宫肌瘤是妇科最常见的良性肿瘤，在育龄女性人群中的发生率约为 20%～50%。有研究证明不孕与肌瘤的存在之间存在关联。由肌瘤引起的解剖和生理上的变化很可能会影响生育能力，尤其是肌瘤引起的子宫收缩力的降低可能会干扰精子的生长，受精卵母细胞的转移和植入等改变。机械占位和激素水平失调现象引起的子宫内膜也可能阻碍胚胎着床。必须根据肌瘤的位置、大小和类型对其进行精确定义（FIGO 分类）。子宫肌瘤切除术对生育力的影响取决于子宫肌瘤的位置。对于小于 5cm 的 3 型至 5 型肌瘤，已证明与不孕有关。宫腔镜可以切除 0、1、2 型（黏膜下）肌瘤和肌壁间凸向宫腔的肌瘤，腹腔镜可以切除 6型、7 型（浆膜下）肌瘤和肌壁间凸向腹腔的肌瘤，宫腹腔镜联合可以切除多发性子宫肌瘤或者贯通肌壁的（3型至5型）肌瘤。宫腹联合手术治疗黏膜下肌瘤，一次性摘除肌瘤的成功率更高，同时能有效预防并且及时发现和处理并发症。与传统意义上的开腹手术相比，宫腹腔镜联合手术对患者的生育损伤更小、术中出血少、减少腹壁瘢痕以及术后恢复快等优点。

子宫动脉栓塞（uterine artery embolization, UAE）预处理：为尽可能避免或降低手术并发症，子宫动脉栓塞术成为治疗子宫肌瘤的一种新的选择。对于≥5cm 的 I、II 型或壁间内突肌瘤于腹腔镜下行 UAE 阻断子宫肌瘤的血运，或行高能聚焦超声热疗，使肌瘤体积缩小，质地变软，从而使宫腔镜下处理较大肌瘤成为可能，极大地降低了宫腔镜手术的难度。

输卵管性不孕的诊断和治疗：输卵管疾病是女性最常见的不孕症病因。传统的诊断方法具有一定的局限性，难以做到完全定位。有研究显示，常规诊断方法对输卵管异常的漏诊率可达 32.1%，而 HSG 对诊断输卵管周围粘连的准确率只有 11%。单纯宫腔镜下插管通液可以对输卵管近端堵塞或输卵管管腔内粘连有效，但对疑为输卵管间质部阻塞或伞端不通畅者，可以行宫腹腔镜联合手术。宫腹联合行输卵管插管疏通术进行输卵管性不孕的检查和治疗，是通过导管注入美蓝液体，腹腔镜监视下观察输卵管的通畅情况，便于宫腔镜下及时调整插管方向，可降低对输卵管的损伤，有效地提高疏通率。而且腹腔镜检查还可以对输卵管的结构、功能以及与邻近器官的关系进行正确评价，具备一定的治疗功能，可以根据输卵管的阻塞或炎症程度行输卵管造口术或成形术，针对术中发现的盆腔粘连行粘连松解手术（图 85-1）。

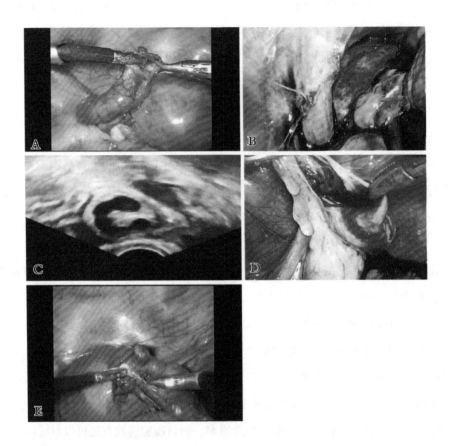

图 85-1　几例术中图片

注：A. 输卵管伞端黏膜间桥；B. 盆腔结核；C. B 超提示输卵管积水；D. 严重输卵管积水的超声及腹腔镜所见；E. 输卵管憩室（蓝色部分为憩室）。

子宫内膜异位症：对于原因不明的不孕症患者，即使 HSG 提示正常的患者，在行宫、腹腔镜联合探查时仍能发现 21%～68% 的异常，如子宫内膜异位症。国内外一致认为腹腔镜是诊断子宫内膜异位症的金标准。研究显示行腹腔镜手术处理内异症后再行 IVF 助孕，妊娠率可达 56.1%。

第86问　宫腹腔镜术前术后有哪些注意事项？

笔者将不孕症相关宫腹腔镜术前术后的患者注意事项，编成了顺口溜，如下。

术前注意事项：

手术前，禁饮食，具体时间告诉您。全麻后，会反流，排空肠道防窒息。

剪指甲，摘首饰，去掉甲油和头饰。病员服，空身套，内衣内裤都脱掉。

个人物品勤整理，入橱入柜都可以，便于铺置手术床，贵重物品随身提。

小腕带，作用大，保证安全需要它。床号姓名住院号，明明白白记住它。

术后注意事项：

一小时，吸氧气，保持通畅多呼吸；三小时，可进食，青菜稀饭和大米；

早活动，防血栓，勤翻身来防压疮；手术后，拉床挡，左翻右翻躺中央；

防跌倒，防坠床，一起二坐缓下床；勤观察，多注意，阴道流血和输液；

有恶心，有呕吐，腹痛厉害渐加剧；有医生，有护士，及时呼救要注意。

第 87 问　什么是子宫腺肌病?

子宫腺肌病是指具有活性的子宫内膜腺体和间质侵入到正常的子宫肌层,同时伴有周围子宫肌层细胞的肥大、增生和纤维化,是育龄女性常见的妇科疾病。好比鸡蛋黄跑到了鸡蛋清里面,或者墙皮跑到了墙壁里面去生长。子宫腺肌病由奥地利学者 Carlvon Rokitansky 于 1860 年首先报道,虽然经历了百余年的研究探索,子宫腺肌病仍然是一个谜一样的疾病。子宫腺肌病的主要症状包括月经异常、慢性盆腔痛、进行性加重的痛经、性交痛、不孕、流产等。子宫腺肌病患者孕期出现流产和不良产科结局的风险增加。子宫腺肌病准确的发病率不明,40 岁以下的不孕症患者子宫腺肌病发病率为 20.0%,40 岁以上为 29.7%,在辅助生殖助孕的妇女中则为 30%～40%,约 1/5 的子宫内膜异位症女性同时患有子宫腺肌病。根据 MRI 特征,伴有痛经和 / 或月经过多的年轻不孕症患者中约 53% 患子宫腺肌病。经阴道 3D 超声(three dimensional transvaginal ultrasound, 3D-TVUS)检查的不孕症女性的横断面研究表明,40 岁以下的不孕症患者子宫腺肌病发病率为 20.0%,40 岁以上为 29.7%,在辅助生殖助孕的女性中则为 30%～40%。

第 88 问　子宫腺肌病如何诊断?

　　临床医师常通过病史、症状、体征及辅助检查来诊断该病。子宫腺肌病的主要症状包括月经异常、慢性盆腔痛、进行性加重的痛经、性交痛、不孕、流产等,但约35%患者无典型症状。子宫腺肌病患者孕期出现流产和不良产科结局的风险增加。行妇科检查可以发现子宫呈均匀增大饱满或有局限性结节隆起,宫体质硬且有压痛,子宫活动度差或无活动,且可有举痛及摆痛。

　　辅助检查包括影像学、组织学及血清学。随着无创影像学技术的发展,超声及MRI在子宫腺肌病诊断中的重要性越来越凸显。超声诊断技术具有无创、方便、价廉、患者易接受的特点,但生殖中心的超声室医师往往更注重卵泡和内膜,而忽略掉对子宫肌层回声征象的描述和判断,因此漏诊问题也应该引起重视,可以通过临床医师和超声科医师会商解决。MRI与经阴道超声相比较,两者诊断敏感性和特异性近似。但由于超声技术无创、方便、价廉、患者易接受,逐渐成为子宫腺肌病的首选检查方法。而MRI则多用于超声检查无法确定或超声检查阴性而伴有子宫腺肌病症状者,或手术前的辅助检查。下面介绍影像学检查的表明。

　　超声检查可见子宫体积增大,前后壁肌层对称性或不对称性增厚,以后壁多见;肌层回声不均匀、呈条状,内膜 – 肌层分界不清,结合带增厚、不规则或栅栏样回声,亦可见片状小液性暗区(肌层囊肿)。2018年国际妇产科协会(federation international of gynecology and obstetrics, FIGO)授权 MUSA(morphological uterus sonographic assessment)协作组制定的基于 TVUS 影像诊断子宫肌腺病的标准,共8项超声特征:子宫肌层不对称增厚、子宫肌层囊性灶、岛状高回声信号、扇形阴影、子宫内膜下线状或点状回声、病灶内有条状血流信号穿过、结合带形态不规则、结合带不连续，结合带的评价建议结合三维超声检查来确认。如超声检查存在 2 项或 2 项以上上述征象则拟诊子宫腺肌病。临床医生可针对子宫肌腺病超声特征，结合患者临床症状、体征做出个性化治疗决策。

子宫腺肌病在 MRI 图像上有特征性表现。局限性子宫腺肌病在 T2WI 表现为肌层内卵圆形、不规则形或类圆形肿块，边界不清，与结合带相近的低信号，病变内亦可见散在点状或片状高信号，表现为病灶中的囊性扩张或出血。弥漫性子宫腺肌病在 T1WI 上呈等信号，部分病灶内可见点状高信号，T2WI 表现为子宫内膜 – 肌层结合带受到破坏，呈弥漫性增厚，当结合带厚度＞12 mm 时高度怀疑子宫腺肌病。

血清 CA125 水平一般不超过 100IU/ml，在子宫腺肌病患者中可正常亦可升高，尤其是严重子宫腺肌病（子宫大于如孕 12 周）的患者，CA125 可高达 800IU/L。组织学病理诊断：既往通过手术或病灶穿刺活检取材进行病理检查是金标准。但由于其为有创操作、手术本身风险及穿刺病灶取材活检阳性率不高等原因，限制了其在疾病诊断中的应用。

对于子宫内膜异位症和子宫腺肌病来讲，目前提倡早期诊断，主要是临床诊断，便于早期治疗和干预。也要注意深部浸润型子宫内膜异位症结节的一些临床表现，比如后穹隆的疼痛、排便困难、月经时可见血尿等。

第 89 问　不孕症患者同时合并有子宫腺肌病应该怎样治疗？

以保留和改善女性生育力为目标的子宫腺肌病治疗方法包括辅助生殖技术、病灶切除手术、药物治疗、手术联合药物治疗、三联治疗（手术联合药物治疗及辅助生殖技术）、高强度聚焦超声治疗等。以上治疗方式的选择应该根据患者子宫体积、病灶部位与性质（局灶或弥漫）、患者卵巢储备功能及是否合并其他不孕因素等决定。子宫腺肌病合并不孕症临床诊疗过程中，涉及影像科、妇科、生殖科、病理科、介入科等，在世界无相关指南的现状下，很多临床证据仍没有形成的情况下，采用多学科会诊模式能有效个体化的解决患者的问题。

子宫腺肌病降低了患者的生育力，也使其辅助生殖预后变得更差，如胚胎种植率、临床妊娠率、持续妊娠率、活产率的下降和流产率升高。而且，早产、胎膜早破等不良产科结局的概率亦明显增加。改善预后涉及诊断、药物治疗、手术治疗、高能聚焦超声治疗、辅助生殖治疗以及各种方法联合治疗等多方面，应在多学科会诊的基础上，采取适合患者的诊疗路径，提高助孕成功率。笔者认为子宫腺肌病不孕者是可以首选试管婴儿助孕的。笔者认为，单纯腺肌症不是 IVF 的禁忌证。子宫腺肌病导致子宫体积增大，临床经验上讲，当子宫巨大时，可影响胚胎移植的操作，并且显著降低 IVF 成功率。子宫腺肌病患者子宫体积多大不适合直接移植胚胎还需要进一步研究。一般认为，子宫腺肌病病灶切除术后时间短、愈合不良，可导致妊娠期子宫破裂，是进行胚胎移植的相对禁忌，但不是启动 IVF 周期的禁忌，仍可先取卵冻胚。

腺肌病患者胚胎移植前推荐进行预处理，方法包括保守手术或应用

GnRH-a、放置左炔诺孕酮宫内缓释系统等。与手术切除相比，IVF 前进行 GnRH-a 预处理是无侵入性和更实际的治疗方式。使用长期 GnRH-a 的缺点是卵巢刺激较长，促性腺激素使用剂量较高，特别是在新鲜周期中。在冻胚移植周期之前使用，可能更具成本效益。对于年轻、卵巢功能正常的患者，建议选择 1 次或多次长效 GnRH-a 降调节的超长方案促排卵新鲜胚胎移植，而未经任何预处理的新鲜周期的妊娠结局较差。笔者的一项回顾性研究表明，目前尚无充分的循证医学证据证实子宫腺肌病患者新鲜或解冻移植方案的优劣。

子宫腺肌病患者流产、复发性流产等风险增高，而多次人工流产可导致子宫内膜损伤、薄型子宫内膜的出现，因此可能合并子宫内膜环境欠佳，影响子宫内膜容受性从而影响胚胎的着床。薄型子宫内膜治疗较困难，补充雌激素是薄型子宫内膜患者重要的治疗方法。雌激素可促进子宫内膜生长，但也可加重腺肌病的病情。因此，子宫腺肌病合并薄型子宫内膜如何治疗值得进一步探讨。

笔者参与制定了《子宫腺肌病诊治中国专家共识》和《子宫腺肌病伴不孕症诊疗中国专家共识》，大家可阅读参考。

第 90 问　子宫肌瘤对妊娠有哪些影响?

　　子宫平滑肌瘤（uterine fibroid）是由单克隆的平滑肌细胞增殖而成，多发性肌瘤由不同克隆细胞形成，以细胞外基质的大量增殖为特征，为育龄期女性最常见的妇科良性肿瘤。约有 75% 的女性 50 岁前诊断出子宫肌瘤，在不孕症女性中发病率可达 5%～13%，约 2%～3% 的不孕症患者子宫肌瘤可能是唯一不孕原因。众所周知，黏膜下子宫肌瘤（submucous fibroid, SM）可显著降低 IVF/ICSI 的妊娠率和植入率，而浆膜下子宫肌瘤（subserosal fibroid, SS）似乎未明显影响 IVF/ICSI 的妊娠结局，肌壁间肌瘤（intramural fibroid, IM）对 IVF/ICSI 妊娠结局影响的研究却产生了相互矛盾的结果，尚无定论。

　　子宫肌瘤影响妊娠的机制包括影响精子进入宫腔和输卵管、拾卵和受精卵运输、子宫舒缩节律、子宫内膜蠕动波、内膜容受性、全身继发贫血等，与子宫内膜 HOXA-10 和白细胞抑制因子 LIF 等因子的表达减少有关。不孕症中有黏膜下肌瘤者较无子宫肌瘤者，临床妊娠率、胚胎着床率、活产率等显著降低，自然流产率显著增高。黏膜下肌瘤切除术对提高妊娠率有益。笔者的研究表明，直径>2.85cm 的无宫腔形态改变的肌瘤可显著降低 IVF 的活产率；FIGO 3 型肌瘤可以显著降低 IVF/ICSI 的着床率、临床妊娠率和活产率，在 3 型肌瘤直径>2.0cm 的女性中更显著。通常 4cm 以上不影响宫腔形态的肌壁间肌瘤，影响子宫内膜的血流情况，包括血管指数、血流指数、血管血流指数，较无肌瘤对照组显著增加，可能是影响 IVF 结局的因素。

　　妊娠合并子宫肌瘤一般尽量避免手术，孕期行肌瘤切除术，出血、流产及子宫切除的风险较大。但如果肌瘤发生扭转、变性（尤其是红色样变和坏死），甚至引起严重腹膜炎症反应，经 72 小时的药物保守治疗无效，可采用手术治疗。孕期的子宫肌瘤可以根据其位置及大小，通过经腹手术或腹腔镜手术切除。大部分是经腹手术，具有较高的成功率，肌瘤切除术对妊娠患者有利（图 90-1～图 90-5）。

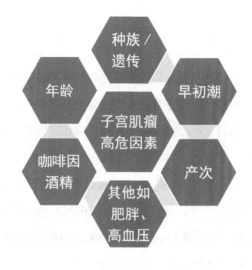

图 90-1　子宫肌瘤高危因素

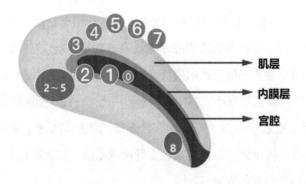

图 90-2　子宫肌瘤 FIGO 分类

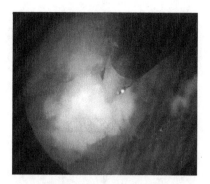

A. 黏膜下肌瘤冷刀手术

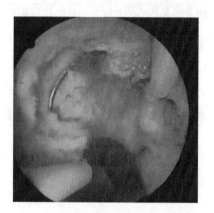

B. 黏膜下肌瘤电切术

图 90-3　宫腔镜下子宫肌瘤手术

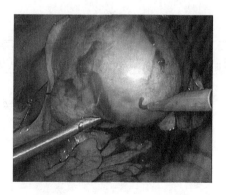

图 90-4　子宫肌瘤腹腔镜手术

注：子宫后壁多个肌瘤。

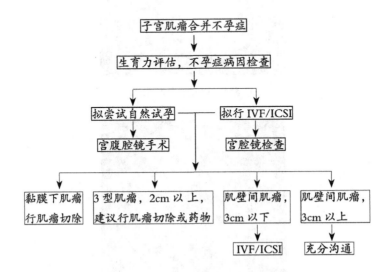

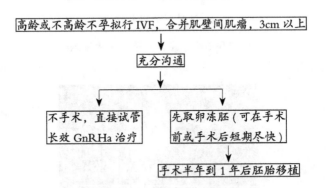

图 90-5　子宫肌瘤合并不孕症推荐诊疗建议思路

第 91 问　辅助生殖常见的妊娠结局有哪些? 定义及比率如何计算?

活产（Live birth）：妊娠 28 周及以后分娩的任何有生机婴儿，单胎分娩、双胎分娩或多胎分娩均计算为一次活产。

生化妊娠（biochemical pregnancy）：胚胎移植后 15 天测量血清 hCG 高于 10mIU/ml（有些地方 25 mIU/ml），其转归包括生化妊娠流产和临床妊娠。

生化妊娠流产（chemical miscarriage）：在妊娠早期测量到血清 hCG 水平上升，在超声监测到妊娠囊之前，血清 hCG 水平逐渐下降至阴性，说明受精卵种植失败。

临床妊娠（clinical pregnancy）：除了实验室检查血清 hCG 数值升高，临床上有可证明妊娠的证据，B 超可见宫内或异位的妊娠囊或流产组织或刮宫组织可见绒毛组织等。同时出现的多个妊娠囊计为一次临床妊娠。

异位妊娠（ectopic pregncancy，EP）：妊娠囊种植在除了子宫宫腔内膜层以外的任何部位。

持续妊娠（ongoing pregnancy）：妊娠 12 周可在超声下观察到胎心搏动，即妊娠持续至 12 周以后，包括了分娩。

临床妊娠流产（clinical miscarriage）：临床妊娠者在妊娠 28 周或胎儿体重低于 1000g 之前终止妊娠，包括早期流产、晚期流产。早期流产是指临床妊娠者在妊娠 12 周以内发生的自然流产。晚期流产是指在 12 周至 28 周妊娠之间发生的自然流产。

活产率（live birth rate）：有活产婴儿出生的分娩周期数 / 鲜胚移植周期数。

生化妊娠率（biochemical pregncancies rate）：生化妊娠的周期数 / 鲜胚移植周期数。

临床妊娠率（clinical pregnancies rate）：临床妊娠的周期数 / 鲜胚移植周期数。

持续妊娠率（ongoing pregnancies rate）：持续妊娠的周期数 / 鲜胚移植周期数。

生化妊娠流产率（chemical misaccariage rate）：生化妊娠流产周期数 / 生化妊娠周期数。

临床妊娠流产率（clinical miscarriage rate）：临床妊娠流产周期 / 临床妊娠周期数。

异位妊娠率 = 异位妊娠周期数 / 鲜胚移植周期数。

种植率（implantation rate）：超声下见到的妊娠囊数占移植胚胎总数的百分比。

生化妊娠率（biochemical pregnancy rate）：生化妊娠周期数占胚胎移植周期数的百分比。

临床妊娠率（clinical pregnancy rate）：临床妊娠周期数占胚胎移植周期数的百分比。

多胎妊娠率（multiple pregnancy rate）：多胎妊娠的周期数占临床妊娠周期数的百分比。

异位妊娠率（ectopic pregnancy rate）：异位妊娠周期数占临床妊娠周期数的百分比。

早期流产率（early miscarriage rate）：孕 12 周内自然流产周期占临床妊娠周期数的百分比。

中晚期流产率（late miscarriage rate）：孕 12 周至 28 周内自然流产周期数占临床妊娠周期数的百分比。

活产率（live birth rate）：获得活产的分娩数占移植周期数的百分比。

足月产率（term delivery rate）：足月产周期数占分娩周期数的百分比。

剖宫产率（caesarean delivery rate）：剖宫产周期数占分娩周期数的百分比。

累积活产率（cumulative live birth rate）：不同文献可以有不同的定义。一般指获得活产的患者数占所有进入刺激周期的患者数的百分比。分子为一个完整的周期后获得活产的患者数，每个患者活产数的上限为1，不包括仅获临床妊娠但未获得活产者。

累积妊娠率（cumulative pregnancy rate）：不同文献可以有不同的定义。一般是指临床妊娠的患者数占所有进入刺激周期的患者数的百分比。计算原则与累积活产率相同。

胎膜早破发病率（PROM rate）：胎膜早破周期数占临床妊娠周期数的百分比。

前置胎盘发病率（placenta previa rate）：前置胎盘周期数占临床妊娠周期数的百分比。

妊娠期糖尿病发病率（GDM rate）和妊娠期高血压疾病发病率（HDP rate）：GDM 或 / 和 HDP 周期数占临床妊娠周期数的百分比。

第 92 问　常见辅助生殖并发症有哪些?

人工授精技术和试管婴儿技术的并发症包括出血和损伤、感染、腹痛、异位妊娠、卵巢过度刺激综合征、卵巢(囊肿)扭转等。

卵巢过度刺激综合征(ovarian hyperstimulate syndrome, OHSS)是促排卵的常见并发症,是指诱导排卵药物刺激卵巢后,导致多个卵泡发育、雌激素水平过高及颗粒细胞黄素化,引起全身血管通透性增加、血液中水分进入体腔和血液成分浓缩等血流动力学病理改变的临床综合征。有学者认为 OHSS 与多种炎性介质及细胞因子有关联,这些介质与因子会使得毛细血管增生,通透性增加,造成血栓形成及电解质紊乱等。临床表现为胃肠道不适、腹水、胸腔积液、少尿、卵巢增大,严重时出现肾衰、血栓形成、成人呼吸窘迫综合征等。一旦妊娠,症状严重者可能会持续 2～3 个月。轻度患者应注意休息,多饮水,高蛋白饮食,观察病情变化。中、重度患者需住院治疗,每天测体重、腹围,记录出入量,查血常规及红细胞压积、电解质、凝血功能及肝肾功能,及时进行妊娠试验。呼吸困难者给予吸氧。扩容可给予晶体、低分子右旋糖酐、羟乙基淀粉等,必要时应用白蛋白扩容、预防血栓形成,使尿量维持在 30ml/h 以上。一般情况下,血白蛋白水平小于 20g/L 时,考虑用白蛋白 10～20g/d,可隔日给予。若患者腹水量多,腹压增高,不能平卧,呼吸困难可在阴道 B 超引导下穿刺抽吸卵泡液及放腹水(或者在床边行经腹穿刺放腹水)以降低腹压,改善压迫症状如呼吸困难。对于中重度 OHSS 者,建议给予抗凝治疗,低分子肝素皮下注射 1 支每天一次或每天 2 次。根据血生化结果适当补充 5% 碳酸氢钠及电解质以纠正酸碱平衡紊乱及电解质不平衡。其他治疗包括使用前列素合成酶抑制剂，可防止水分渗出减少腹水产生，可用吲哚美辛，25mg 每天 3 次，确定妊娠后应停药；糖皮质激素有阻止液体向腹、胸渗透的作用，可用泼尼松，最大 5mg 每天 3 次；多巴胺可以扩张肾血管，必须在血容量已扩充的前提下使用。

辅助生殖技术导致的异位妊娠发生率升高，约是自然受孕所致的 2～5 倍。输卵管本身堵塞和炎症、雌激素水平异常、移植胚胎数量及某些技术操作为异位妊娠的危险因素。输卵管妊娠的临床表现与受精卵着床的部位、是否流产或破裂以及出血量多少和时间长短等有关。在输卵管妊娠早期，若尚未发生流产或破裂，常无特殊的临床表现，其过程与早孕或先兆流产相似。异位妊娠的治疗包括手术治疗、药物治疗和期待治疗（图 92-1）。

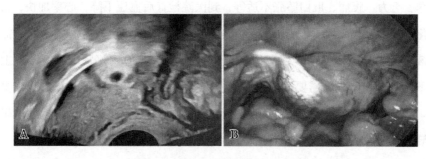

图 92-1　输卵管间质部妊娠图像

注：A 为超声图像，异位妊娠呈"面包圈"征或"鱼眼"征；B 为腹腔镜图像。

围生期母婴并发症：①妊娠期高血压：辅助生殖技术可能增加了妊娠期高血压的发生率；②妊娠期糖尿病（GDM）：激素尤其是孕酮补充、高龄、既往 OHSS 风险及 PCOS 史可能是辅助生殖技术女性发生妊娠期糖尿病的危险因素；③不良婴儿出生结局：通过体外受精（IVF）受孕的婴儿暴露在潜在的不育和体外受精过程中。这些婴儿存在较高的不良出生结局风险，包括早产、低出生体重、巨大儿、大 / 小胎龄。辅助妊娠早产儿及低出生体质量儿出生率要远高于自然妊娠组，目前尚不清楚体外受精婴儿中不良出生结局增多的具体病因是体外受精技术本身还是潜在的不育。我国一项单中心队列研究结果表明，与普通人群相比，排除不孕原因的影响后，试管婴儿后单胎婴儿更多的巨大儿和低体重儿的风险，体外受精中不良出生结局的高风险是由体外受精治疗和不孕共同驱动的。IVF 双胎患者的早产率高于自然妊娠双胎者。早产可能与孕产妇的年龄、多胎多产或多次的宫腔操作有关。羊水量及性状异常、GDM 和胎膜早破为 IVF 者婴儿出生缺陷的危险因素。

取卵后腹痛即为取卵术后出现的腹痛，取卵术中出现生殖道本身及邻近脏器、组织损伤、迷走神经反射等以及术后出现 OHSS、盆腔感染、卵巢扭转、尿潴留等均可引起腹部疼痛。①腹腔内出血：取卵穿刺时损伤血管或者患者存在凝血功能障碍（或者使用抗凝血药物如低分子肝素、华法林、阿司匹林等）导致内出血，大多可以逐渐自行停止，严重的腹腔内出血概率小于 0.1%，主要表现为面色苍白、心悸、乏力、腹痛、肛门坠胀不适等，到医院检查后血压下降，心率加快，血常规化验血红蛋白下降，腹部超声检查可见盆腔积液，透声差。明确诊断后需要补液、止血甚至输血，多数应用止血药物后可 24 小时内疼痛缓解，若以上治疗不能改善病情，则需要开腹手术或者腹腔镜探查寻找出血部位，进行修复止血。②卵巢扭转：卵巢嵌顿、扭转多和突然体位改变有关，常见于取卵后坐车颠簸或者干家务活例如拖地后出现，也可由突然起身或平卧、如厕后出现。主要表现为腹痛突然发生，腹痛比较剧烈而持续，出冷汗，恶心呕吐，有时候固定在某种姿势腹痛会减轻。患者来诊后，可先完善 B 超检查，看卵巢位置及血流情况。通常采取胸膝卧位后（趴着或者跪着 - 胸膝卧位姿势）部分患者卵巢扭转可以恢复，腹痛消失；若腹痛持续加重或不缓解，B 超提示扭转侧卵巢血流明显减少或消失，需要手术复位治疗；腹腔镜术中，已经出现卵巢广泛坏死者，一般需要切除坏死卵巢，但大部分如经复位卵巢输卵管外观色泽有改善者，可考虑保留之（图 92-2）。③腹水：OHSS 见后述。④感染：部分患者取卵前有输卵管炎积水或者其他盆腔感染的潜在风险，取卵后出现腹痛、发热，检查血常规白细胞计数升高，腹部压痛明显，需要应用抗生素治疗，若无缓解或者形成脓肿，需要腹腔镜探查感染部位，手术切开引流。⑤胃肠道功能障碍：部分患者进食过多生冷食物，食后出现腹痛、腹泻，恶心呕吐急性胃肠不适症状，医院检查后往往给予补液及应用解痉药物治疗后症状缓解。取卵后为准备移植胚胎，患者会应用黄体酮类药物，该类药物对肠道蠕动有抑制作用，部分患者会出现便秘导致腹胀不适，可以适当进食蔬菜、水果等膳食纤维较多食物，预防或者缓解便秘。

预防及处理方法：取卵前避免同房，减少感染和卵巢扭转机会。取卵若白带检查异常，按时用药，减少感染机会。取卵后避免剧烈运动，避免体位突然改变，避免坐颠簸的交通工具，减少卵巢扭转机会。避免进食生冷食物，预防腹痛腹泻，可以多食富含蛋白质及维生素饮食，适当食用富含膳食纤维的食物预防便秘。轻微腹痛不适可休息观察，腹痛剧烈及时就诊，明确诊断，必要时入院治疗。

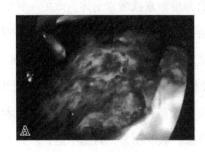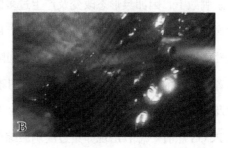

图 92-2　OHSS 合并卵巢扭转坏死

注：A 为 OHSS 过激增大的左侧卵巢发生扭转坏死，色黑无鲜血，质脆如豆腐；B 图该卵巢扭转之蒂部。

第 93 问　卵巢过度刺激综合征有哪些症状？

卵巢过度刺激综合征（OHSS）是一种自限性疾病，是指卵巢在过度的性腺激素刺激下，因卵巢形态改变及产生过多的卵巢激素或激素前体所致的一种综合性病症，是促排卵过程中常见的并发症。由于雌激素水平升高，导致毛细血管通透性增加、富含蛋白质的体液漏入血管间隙，出现血液浓缩、"第三间隙"水肿，重者造成体液在体腔积聚，出现腹水、胸腔积液及心包积液，少尿、电解质紊乱、危及生命的高凝状态、血栓形成、ARDS 及多器官衰竭。常见于取卵较多患者，如 PCOS 患者。患者出现卵巢过度刺激综合征，腹胀明显，胃部不适，严重者需要半卧位休息，呼吸困难。超声检查可见盆腔积液，严重者胸腔积液，需要穿刺放腹水缓解症状，同时补充晶体或者胶体改善症状。

卵巢过度刺激综合征的发病机制如下：

（1）大剂量外源性促性腺激素（HMG，FSH）的使用，同时发育的卵泡，使双卵巢囊性肿大，分泌过多的雌性激素。

（2）用 hCG 促使卵子进一步成熟，或取卵后继续使用 hCG 支持黄体，触发卵巢过度刺激综合征，一旦妊娠，持续内源性 hCG 共同作用，加重反应。

（3）卵巢过度敏感的高危人群，如 PCOS 和年轻瘦弱女性，由于卵巢对促性腺激素刺激反应敏感过度，血中 E_2 浓度升高，更易发生卵巢过度刺激综合征。

卵巢过度刺激综合征有哪些症状？

（1）轻度：体重增加，口渴，腹部不适，超声显示卵巢增大，直径 5～10cm，盆腔少量积液。

（2）中度：出现恶心、呕吐，腹部膨胀、疼痛及呼吸困难等更有诊断意义的表现，超声显示卵巢直径 10～12cm，盆腔有中等量腹腔积液。

（3）重度：出现第三间隙过量积液的所有表现，如腹腔积液、胸腔积液等，卵巢直径大于 12cm。严重病例出现 ARDS、肝－肾衰竭及栓塞现象。

卵巢过度刺激综合征的治疗？

目前对于卵巢过度刺激综合征缺乏有效的治疗手段，治疗主要是对症处理。常规进行补液、扩容、抗凝治疗及其他对症治疗。

面对卵巢过度刺激综合征，需要患者怎么做？

（1）首先，保持良好心态，放松心情，积极配合治疗。

（2）保持良好饮食习惯。部分患者可能会出现恶心、呕吐、食欲缺乏等表现，应少量多餐进食易消化、高蛋白、富含维生素、利尿的食物，如牛奶、豆浆、鱼汤、鸽子汤、豆制品、红小豆汤、西瓜、纯果汁等。中重度 OHSS 患者应保持每天饮水量在 2500～3000ml。饮食中保有适量蔬菜水果，保持大便通畅。

（3）保持良好的个人卫生。由于低蛋白血症导致全身水肿，患者可能出现抵抗力下降，皮肤极易破损、感染。床铺应保持整洁，勤换内衣裤，尽量穿棉质舒适衣裤。

（4）注意休息，适当减少活动，动作幅度不宜过大，但不应不活动。禁止突然改变体位，如出现腹痛加剧，则要考虑是否增大的卵巢发生扭转和破裂，并及时处理。

第 94 问 做试管婴儿，为什么还会异位妊娠?

IVF–ET 后异位妊娠发病率上升至 2.1%～9.4%，明显高于自然受孕后异位妊娠 1.9% 的发病率。其原因主要为自然妊娠后胚胎常于受精第 5 天进入宫腔，2～8 细胞阶段位于输卵管内。而在试管婴儿过程中，如移植鲜胚胚胎常为卵裂胚，发育至 8 细胞阶段时移植入宫腔，比自然妊娠过程提前 2～3 天。因此胚胎不能立即在宫腔内着床，有可能在某种因素作用下重新进入输卵管，再次移回宫腔内，部分胚胎无法再次移回宫腔，从而导致异位妊娠。移植冻胚也不排除胚胎宫腔内游走到输卵管可能，虽然这种可能性要小于移植鲜胚卵裂胚。

主要原因在于：①输卵管结构异常：机械性损伤、输卵管的慢性炎症、输卵管细长、迂曲或管腔狭窄等解剖结构和生理功能的改变，也可致输卵管周围粘连、伞端堵塞、输卵管蠕动异常等；输卵管粘连分离术、再通术及伞端造口术后的重新粘连等均可延迟或阻止受精卵重新进入宫腔，从而着床在输卵管，发生输卵管妊娠。②雌、孕激素的调节：辅助生育治疗中，促排卵药物的使用改变了体内的内分泌水平，造成体内雌、孕激素浓度增加，这不仅影响了胚胎的着床，还影响了输卵管的蠕动，导致输卵管高雌激素 "假性堵塞" 机会增加。③宫腔粘连、内膜过薄等宫腔环境不佳时，胚胎可能会选择相对环境较好的宫角、输卵管间质部或输卵管里面着床。腹腔镜下输卵管结扎术可降低异位妊娠发生率，但是也有输卵管间质部妊娠可能性。

宫内外同时妊娠（heterotopic pregnancy, HP）是指宫腔内妊娠和异位妊娠同时存在的一种病理情况，是辅助生殖异位妊娠的特殊情况。随着辅助生殖技术的发展其发病率明显升高，异位妊娠史和输卵管手术史也可增加 HP 的风险。HP 临床表现不典型，下腹痛腹部压痛占 83%，阴道出血者占 50%，合并低血容量者占 13%。因症状无特异性，仅靠临床检查诊断 HP 极困难。对有附件包块或腹膜刺激征的妊娠早期女性立即行超声检查，并抽血查 hCG，以期早期明确诊断。对于辅助生殖助孕胚胎移植后宫内妊娠者，应警惕是否合并异位妊娠可能，尤其伴有阴道流血、移植 2 枚胚胎或有自己同房经历者。超声诊断是目前诊断 HP 的主要手段，但妊娠 4~6 周时可能存在"妊娠盲区"，即尿 hCG 或血 hCG 提示妊娠，但超声无特异表现。经阴道超声最早可在妊娠第 35 天左右观察到异位妊娠结构图像，对较小病变及未破裂的异位妊娠的敏感性高于经腹部超声，已成为诊断异位妊娠的另一个金指标。对于诊断早期 HP 有很大价值。此外若超声提示宫内妊娠同时合并有腹腔积液，应考虑存在异位妊娠可能。血 hCG 是诊断异位妊娠主要手段之一，异位妊娠血 hCG 隔日翻倍的程度，一般低于正常宫内妊娠。腹腔镜诊断异位妊娠准确性极高，兼顾治疗作用，也有腹腔镜下找不到妊娠组织的情况，需要谨慎的寻找，将可疑组织送病理检查，寻找绒毛组织。HP 治疗方法与是否保留宫内妊娠有很大关联，若不保留宫内妊娠治疗主要是如何安全有效地清除异位妊娠，治疗方法同异位妊娠。若继续保留宫内妊娠，其治疗有很大局限。

宫内外同时妊娠的手术治疗包括开腹手术和腹腔镜手术。开腹手术适用于宫内妊娠合并异位妊娠破裂大出血、失血性休克等情况，以期迅速止血抢救患者生命。术中注意尽可能缩短手术时间，减少对宫内妊娠的影响。腹腔镜手术可有效预防盆腔次粘连，防止再次发生异位妊娠，且妊娠期使用比较安全。笔者总结了山大生殖医院 90 例 HP 病例，另外 360 名女性被随机选择作为对照。结果显示手术治疗对提高活产率有一定效果。胚胎移植后 14 天，HP 组血清 β - 人绒毛膜促性腺激素（β–hCG）和 E_2 水平低于宫内妊娠组（$P<0.05$）。此外，年龄和子宫内膜厚度在早期流产组和活产组之间有显著性差异。因此，对 HP，笔者支持早期腹腔镜手术干预，以减少流产的发生率，提高活产率。

对合并卵巢妊娠等罕见情况，需要早期明确诊断并同时治疗。合并异位妊娠的部位不同，手术操作稍有差异。合并输卵管妊娠可术中双极电凝（不用单极）切除输卵管或行病灶清除术，两者术后再次发生异位妊娠的概率分别是17%和16%，无明显差异。合并输卵管间质部妊娠可采用倒刺线荷包缝合子宫角，收紧后双极电凝切开间质部去除妊娠病灶，注意局部处理，清理干净。若创面渗血可覆以止血纱布止血。合并卵巢妊娠因卵巢组织血管丰富，缺乏肌性组织，极易破裂出血，而一旦出血不易止住，术中应注意对活动性出血的卵巢组织予以切除、止血。合并子宫瘢痕处妊娠治疗上相当棘手，因妊娠囊同时位于子宫腔内，任何宫腔内操作都可能造成正常宫内妊娠流产。瘢痕子宫若处理不当，可能有大出血甚至子宫破裂的危险。

HP合并宫内积血是体外受精 – 胚胎移植（IVF-ET）过程中的一种特殊现象，多由于输卵管伞端闭锁积水或结扎术后，其内通过辅助生殖技术进入输卵管间质部或其余部位的妊娠囊的出血无法从伞端排入腹腔，进而只能逆流到宫腔，形成宫腔积血，围绕在宫内妊娠囊周围，严重者可影响宫内正常妊娠囊的发育，需积极干预（图94-1）。

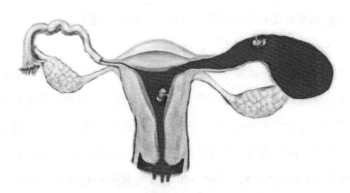

图 94-1　宫内外同时妊娠、输卵管积水合并宫腔积血示意图

注：输卵管积水合并异位妊娠，导致输卵管积血并流入宫腔，导致宫内孕囊周围出血。

第 95 问　人工授精精液如何处理?

人工授精精液处理的方法是采用离心法从混杂着前列腺液的精液中分离出精子，目的是保证精子导入子宫内时不受抑制。精液采集的时间一般为禁欲2～7天内，常规采用手淫的方法获取精子，也可采用无毒的专用取精套通过性交法获得精液。处理精液的主要方法包括标准化精子洗涤、上游法、密度梯度离心法、下游法等，适当的离心速度是精子处理的关键。一般做人工授精，精子数量应该在 4×10^6，活力 50%。

第 96 问　人工授精有何注意事项？

　　人工授精要注意选择合适的人群，掌握好适应证。精液要经过正规的处理。在人工授精操作时候，可使用温热的清水或生理盐水润滑无菌窥器，放入阴道暴露宫颈。经阴道受精适用于精子质量较好的男性不育者，可抽吸精子至注射器内，注入阴道后穹隆即可，无须洗涤处理精液。经宫腔人工授精适用于精子质量较差者，是最常用的人工授精方法。将精液注入宫腔内后，患者维持体位 15 分钟后可自由活动。人工授精后当晚也可同房 1 次，有利于模拟生理情况下怀孕过程。应嘱咐患者于授精 12～14 天后行妊娠实验。人工授精的并发症包括疼痛、感染、血管迷走神经性发作等。一般认为人工授精不会改变出生性别比例。

第 97 问　反复胚胎种植失败有何内膜处理措施?

　　反复种植失败（recurrent implantation failure）首先宫腔镜下看看子宫腔有什么问题，可取内膜活检，判断有无子宫内膜炎。也可进行内膜的容受性检测，判断胚胎种植窗，对是否推迟移植日期给出建议。对 RIF 患者，子宫内膜搔刮（微刺激）可能是一种增加妊娠率的方法，但目前还是缺乏子宫内膜搔刮的生物学机制研究，而且对于治疗效果尚存争议。小样本研究显示，反复种植失败和复发性流产患者长期皮下注射 G-CSF 也可改善妊娠结局。还可以尝试宫腔灌注 G-CSF、GM-CSF、PRP、hCG 等。

第 98 问　全胚冷冻策略有何好处?

全胚冷冻(freeze-all)就是在 COH 后取卵后体外培养胚胎,但并不完成移植,要进行胚胎冷冻。等患者休整 1~2 个月后,再择期进行胚胎移植。全胚冷冻是减少多胎妊娠的策略。全胚冷冻还可以减少 OHSS 的风险,可能有更少的 ART 的并发症和更好的新生儿结局。笔者所在陈子江院士团队在国际上首次证实在以排卵障碍为主要特征的 PCOS 不孕症患者中,与新鲜胚胎移植相比,全胚冷冻 - 冷冻胚胎移植可明显提高活产率,降低主要并发症。而对于正常排卵的不孕症患者,实施体外受精与胚胎移植（试管婴儿）治疗,与鲜胚移植比较,全胚冷冻 - 冻胚移植的活产率及孕产期并发症无明显差异。因此,一般来讲,全胚冷冻可获得较好的妊娠率,并降低异位妊娠的风险。

笔者的前期研究表明,对于子宫腺肌病患者,采用全胚冷冻策略可获得较好的单胎妊娠活产率,对于子宫内膜异位症不孕患者,与移植鲜囊胚相比,全胚冷冻移植可获得较高的累积妊娠率及较低的 GDM 风险。对薄型子宫内膜患者中,全胚冷冻组的活产率和临床妊娠率明显高于鲜胚移植组。但是全胚冷冻策略可导致患者的成本增加,胚胎移植的时间延后。

第 99 问　胚胎移植有哪些影响因素？

胚胎移植是试管婴儿的关键步骤，一般在胚胎移植前要评估宫腔的情况，主要靠宫腔镜和 B 超。胚胎移植需要有一个良好的宫腔环境，宫颈狭窄、宫颈管解剖异常、子宫过屈等情况会造成移植困难。对于胚胎移植困难者，可提前进行模拟移植，也就是提前先用移植管探索外管进入宫腔的道路，或宫腔镜检查时探明胚胎移植的通道。

一般来讲，胚胎移植可在超声引导下进行，能够看清进管的方向和深度，避免错位。胚胎移植前可用棉球拭去宫颈黏液。胚胎移植时注意避免刺激宫颈引起宫缩。要注意缩短加载和放出胚胎的时间间隔，控制在 2 分钟以内。

第 100 问　胚胎移植期间能进行性生活吗？

　　IVF 技术打破了性生活与受孕的正常联系，许多夫妻在做试管婴儿期间是禁忌性生活的，许多医生也建议禁忌性生活。担心性生活引起的宫缩不利于着床，性生活可能导致提前排卵、卵巢扭转、黄体破裂、腹痛等并发症，也有自然受孕可能性，干扰了妊娠的判断，甚至也有异位妊娠的风险。但是，性生活可模拟自然受孕过程，生殖道暴露于男性的精液、精浆可能有利于提高生育力。围移植期的性生活可能有助于 IVF 受孕，目前机制不详，可能与改善内膜血流和免疫状态、产生有利于着床的炎症反应等有关。但能否真正提高受孕能力也有争议，因此笔者建议，鲜胚移植期间尽量避免性生活，冻胚移植期间可适当进行性生活。如果进行了性生活，则应该告知医生。

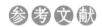

[1] 梁晓燕. 辅助生殖临床技术实践与提高 [M]. 北京：人民卫生出版社 ,2018.

[2]Tan SL, Royston P, Campbell S, et al. Cumulative conception and livebirth rates after in–vitro fertilization, Lancet,1992,339(8806):1390–1394.

[3]Gao X, Zhang Y, Xu X, et al. Effects of ovarian endometrioma aspiration on in vitro fertilization–intracytoplasmic sperm injection and embryo transfer outcomes: a systematic review and meta–analysis[J]. Arch Gynecol Obstet, 2021. Online ahead of print.

[4]Becker CM, Bokor A, Heikinheimo O, et al. ESHRE guideline: endometriosis. Hum Reprod Open[J]. eCollection 2022.

[5]Li N, Lu Y, Si P, et al. The impact of moderately high preconception TSH levels on ovarian reserve among euthyroid infertile women undergoing ART [J]. Thyroid, 2022, Online ahead of print.

[6]Oldfield AL, Kazemi M, Lujan ME. Impact of Obesity on Anti–Mullerian Hormone (AMH) Levels in Women of Reproductive Age [J]. J Clin Med,2021,10(14):3192.

[7] Eskew AM, Bedrick BS, Chavarro JE, et al. Dietary patterns are associated with improved ovarian reserve in overweight and obese women: a cross–sectional study of the Lifestyle and Ovarian Reserve (LORe) cohort [J]. Reprod Biol Endocrinol, 2022,20(1):33.

[8]Wierman ME, Kiseljak Vasilliades K. Should DHEA be Administered to Women[J]. J Clin Endocrinol Metab, 2022,Online ahead of print.

[9]American College of Obstetricians and Gynecologists' Committee on Obstetric Practice. Committee Opinion No. 656: Guidelines for Diagnostic Imaging During Pregnancy and Lactation. Obstet Gynecol, 2016 ,127(2):e75–78.

[10] 陈子江 , 田秦杰 , 乔杰 , 等 . 早发性卵巢功能不全的临床诊疗中国专家共识 [J]. 中华妇产科杂志 , 2017, 52(9): 577–581.

[11] 中华医学会妇产科学分会内分泌学组及指南专家组 . 多囊卵巢综合征中国诊疗指南 [J]. 中华妇产科杂志 , 2018, 53(1): 2–6.

[12] 谢幸 , 孔北华 , 段涛 . 妇产科学 (第九版)[M]. 北京 : 人民卫生出版社 , 2018.

[13] 中华医学会妇产科学分会产科学组 . 复发性流产诊治的专家共识 [J]. 中华妇产科杂志 , 2016 (1): 3–9.

[14]Smit JG, Kasius JC, Eijkemans M, et al. Hysteroscopy before in–vitro fertilisation (inSIGHT): a multicentre, randomised controlled trial[J]. Lancet, 2016, 387(10038): 2622–2629.

[15]Kamath MS, Bosteels J, D'Hooghe TM, et al. Screening hysteroscopy in subfertile women and women undergoing assisted reproduction[J]. Cochrane Database Syst Rev, 2019, 4(4): CD012856.

[16] 中华医学会妇产科学分会妇科内镜学组 . 妇科宫腔镜诊治规范 [J]. 中华妇产科杂志 , 2012, 47(7): 555–558.

[17]Deng K, Song XH, Han XM, et al. Optimal waiting period for fresh embryo transfer after hysteroscopic adhesiolysis: a retrospective cohort study[J]. Chin Med J (Engl), 2019, 132(19): 2333–2339.

[18]Rein DT, Schmidt T, Hess AP, et al. Hysteroscopic management of residual trophoblastic tissue is superior to ultrasound–guided curettage[J]. J Minim Invasive Gynecol, 2011, 18(6): 774–778.

[19] 中华医学会妇产科学分会 . 宫腔粘连临床诊疗中国专家共识 [J]. 中华妇产科杂志 , 2015, 50(12): 881-887.

[20]Wang YQ, Song XH, Wu SL, et al. Comparison of Autocross-Linked Hyaluronic Acid Gel and Intrauterine Device for Preventing Intrauterine Adhesions in Infertile Patients: A Randomized Clinical Trial[J]. Gynecol Minim Invasive Ther, 2020, 9(2): 74-80.

[21]Wang Y, Yao Z, Zhao H, et al. Reproductive Outcomes of In Vitro Fertilization-Intracytoplasmic Sperm Injection after Transcervical Resection of Adhesions: A Retrospective Cohort Study[J]. J Minim Invasive Gynecol, 2021, 28(7): 1367-1374.

[22]AAGL Elevating Gynecologic Surgery. AAGL Practice Report: Practice Guidelines on Intrauterine Adhesions Developed in Collaboration With the European Society of Gynaecological Endoscopy (ESGE)[J]. J Minim Invasive Gynecol. 2017, 24(5):695-705.

[23]Bhandari S, Bhave P, Ganguly I, et al. Reproductive Outcome of Patients with Asherman's Syndrome: A SAIMS Experience[J]. J Reprod Infertil, 2015, 16(4): 229-235.

[24] 王玉清 , 刘竞京 , 郭子珍 , 等 . 宫腔粘连分离术后行鲜胚移植活产的影响因素分析 [J]. 现代妇产科进展 , 2022, 31(1): 11-14.

[25]Kasius A, Smit JG, Torrance HL, et al. Endometrial thickness and pregnancy rates after IVF: a systematic review and meta-analysis[J]. Hum Reprod Update, 2014, 20(4): 530-541.

[26]Oron G, Hiersch L, Rona S, et al. Endometrial thickness of less than 7.5 mm is associated with obstetric complications in fresh IVF cycles: a retrospective cohort study[J]. Reprod Biomed Online, 2018;37(3): 341-348.

[27]Guo ZZ, Xu X, Zhang L, et al .Endometrial thickness is associated with incidence of small-for-gestational-age infants in fresh in vitro fertilization-

intracytoplasmic sperm injection and embryo transfer cycles[J]. Fertil Steril, 2020, 113(4): 745–752.

[28]Liu H, Song J, Zhang F, et al. A New Hysteroscopic Scoring System for Diagnosing Chronic Endometritis[J]. J Minim Invasive Gynecol, 2020, 27(5): 1127–1132.

[29]Deng K, Zhang M, Kong WY, et al. Does a hyperechogenic endometrial mass in the uterus during controlled ovarian stimulation affect assisted reproductive technology cycle outcomes[J]. Eur J Obstet Gynecol Reprod Biol, 2020, 250: 17–23.

[30]Isikoglu M, Berkkanoglu M, Senturk Z, et al. Endometrial polyps smaller than 1.5 cm do not affect ICSI outcome[J]. Reprod Biomed Online, 2006, 12(2): 199–204.

[31] 全国卫生产业企业管理协会妇幼健康产业分会生殖内分泌学组 . 中国子宫内膜增生诊疗共识 [J]. 生殖医学杂志 , 2017, 26(10): 957–960.

[32]Li M, Song JL, Zhao Y, et al. Fertility outcomes in infertile women with complex hyperplasia or complex atypical hyperplasia who received progestin therapy and in vitro fertilization[J]. J Zhejiang Univ Sci B, 2017, 18(11): 1022–1025.

[33]Chan YY, Jayaprakasan K, Zamora J, et al. Theprevalence of congenital uterine anomaliesin unselected and high–risk populations: a systematic review[J]. Hum Reprod Update, 2011, 17(6): 761–771.

[34]Kong WY, Zhao SR, Deng K, et al. Effects of bicornuate uterus on pregnancy and obstetric outcomes of in vitro fertilization/intracytoplasmic sperm injection[J]. Eur J Obstet Gynecol Reprod Biol, 2021, 258: 132–138.

[35]Chen H, Sun P, Zhang N,et al. Effects of Septum Resection for Secondary Infertility on Subsequent Reproductive Outcomes of in vitro Fertilization-Intracytoplasmic Sperm Injection[J]. Front Med (Lausanne), 2022 ,9: 765827.

[36] 子宫腺肌病伴不孕症诊疗中国专家共识编写组 . 子宫腺肌病伴不孕症诊疗中国专家共识 [J]. 中华生殖与避孕杂志 , 2021, 41(4): 287–295.

[37]Yan L, Yu Q, Zhang YN, et al. Effect of type 3 intramural fibroids on in

vitro fertilization–intracytoplasmic sperm injection outcomes: a retrospective cohort study[J]. Fertil Steril, 2018, 109(5): 817–822.

[38]Yu H, Liang Z, Cai R, et al. Association of adverse birth outcomes with in vitro fertilization after controlling infertility factors based on a singleton live birth cohort[J]. Sci Rep, 2022, 12(1): 4528.

[39]Zhang Y, Hong X, Gao W, et al. A Comparison of Preterm Birth Rate and Growth from Birth to 18 Years Old between in Vitro Fertilization and Spontaneous Conception of Twins[J]. Twin Res Hum Genet, 2021, 24(4): 228–233.

[40]Lv S, Wang Z, Liu H, et al. Management strategies of heterotopic pregnancy following in vitro fertilization–embryo transfer[J]. Taiwan J Obstet Gynecol, 2020, 59(1): 67–72.

[41]Chen ZJ, Shi Y, Sun Y, et al. Fresh versus frozen embryos in polycystic ovary Syndrome[J]. N Engl J Med, 2016, 375(20): e42.

[42]Shi Y, Sun Y, Hao C, et al. Transfer of Fresh versus Frozen Embryos in Ovulatory Women[J]. N Engl J Med, 2018, 378(2): 126–136.

[43] 岳彩欣, 于倩, 张亚男, 等. 子宫内膜异位症不孕患者全胚冷冻和鲜囊胚移植妊娠结局比较 [J]. 现代妇产科进展, 2022, 31(3): 171–175.

[44]Guo Z, Chu R, Zhang L, et al. Fresh versus frozen embryo transfer in women with thin endometrium: a retrospective cohort study[J]. Ann Transl Med, 2020, 8(21): 1435.

英中文名词对照

abnormal uterine bleeding, AUB 异常子宫出血

aerobic vaginitis, AV 需氧菌性阴道病

American Association of Gynecologic Laparoscopists, AAGL 美国妇科腔镜学会

American fertility society, AFS 美国生育协会

American Society of Reproductive Medicine, ASRM 美国生殖医学会

antral follicle count, AFC 窦卵泡数

anti-Müllerian hormone, AMH 抗苗勒管激素

area under the curve, AUC 曲线下面积

atypical hyperplasia, AH 不典型增生

bacterial vaginosis, BV 细菌性阴道病

biochemical pregnancy 生化妊娠

biochemical pregnancy rate 生化妊娠率

caesarean delivery rate 剖宫产率

chemical miscarriage 生化妊娠流产

chemical misaccariage rate 生化妊娠流产率

chronic endometritis, CE 慢性子宫内膜炎

clinical miscarriage 临床妊娠流产

clinical miscarriage rate 临床妊娠流产率

clinical pregnancy 临床妊娠

clinical pregnancy rate 临床妊娠率

clinical pregnancies rate 临床妊娠率

controlled ovarian hyper stimulation, COH 控制性超促排卵

cumulative conception rate, CCR 持续妊娠率

cumulative live birth rate 累积活产率

cumulative pregnancy rate 累积妊娠率

cytolytic vaginosis, CV 细胞溶解性阴道病

dehydroepiandrosterone, DHEA 脱氢表雄酮

dehydroisoandrosterone, DHEA-S 硫酸脱氢表雄酮

diminished ovarian reserve, DOR 卵巢储备功能减退

early miscarriage rate 早期流产率

ectopic pregncancy, EP 异位妊娠

ectopic pregnancy rate 异位妊娠率

endometrial hyperplasia without atypia, EH 子宫内膜增生不伴不典型增生

endometrial-myometrium junctional zone, JZ 带 子宫内膜－肌层结合带

estradiol, E_2 雌二醇

estriol, E_3 雌三醇

estrone, E_1 雌酮

federation international of gynecology and obstetrics, FIGO 国际妇产科协会

follicle stimulating hormone, FSH 卵泡刺激素

free thyroxine 4, FT_4, 血清游离四碘甲状腺原氨酸

freeze-all 全胚冷冻

gamete intrafallopian transfer, GIFT 输卵管内配子移植

gamete intrauterine transfer, GIUT 宫腔内配子移植

Gestational Diabetes Mellitus, GDM 妊娠期糖尿病；GDM rate 妊娠期糖尿病

发病率

gonadotropin, Gn 促性腺激素

gonadotropin-releasing hormone agonist, GnRHa 促性腺激素释放激素激动剂

granulocyte -colony stimulating factor, G-CSF 粒细胞集落刺激因子

granulocyte -macrophage -colony stimulating factor, GM-CSF 粒细胞 - 巨噬细胞集落刺激因子

heterotopic pregnancy, HP 宫内外同时妊娠

human chorionic gonadotropin, hCG 人绒毛膜促性腺激素

hypothalamic-pituitary axis, HPA 下丘脑 - 垂体轴

hysterosalpingography, HSG 子宫输卵管造影

hyterosalpingo-contrast-sonography, HyCoSy 超声下子宫输卵管造影

Hypertensive disorders of pregnancy, HDP 妊娠期高血压疾病；HDP rate 妊娠期高血压疾病发病率

implantation rate 种植率

infertility 不孕症

inhibin B, INHB 抑制素 B

insensitive ovarian syndrome, IOS 卵巢不敏感综合征

intracytoplasmic sperm injection, ICSI 卵胞浆内单精子注射

intramural fibroid, IM 肌壁间肌瘤

in vitro fertilization and embryo transfer, IVF-ET 体外受精 - 胚胎移植

late miscarriage rate 中晚期流产率

live birth 活产

live birth rate 活产率

luteal phase defect, LPD 黄体功能不全

luteinized unruptured follicle syndrome, LUFS 未破裂卵泡黄素化综合征

luteinizing hormone, LH 黄体生成素

magnetic resonance imaging, MRI 磁共振成像

Mayer-Rokitansky-Kuster-Hauser, MRKH 苗勒管发育不全综合征

morphological uterus sonographic assessment, MUSA 形态学子宫超声评估

multiple pregnancy rate 多胎妊娠率

ongoing pregnancy 持续妊娠

ongoing pregnancies rate 持续妊娠率

ovarian hyperstimulation syndrome, OHSS 卵巢过度刺激综合征

pelvic inflammatory disease, PID 盆腔炎性疾病

placenta previa rate 前置胎盘发病率

platelet rich plasma, PRP 宫腔灌注富血小板血浆

polycystic ovary syndrome, PCOS 多囊卵巢综合征

postablation tubal sterilization syndrome, PTSS 子宫内膜去除－绝育术后综合征

preimplantation genetic diagnosis, PGD 胚胎植入前遗传学诊断

preimplantation genetic testing, PGT 胚胎植入前遗传学检测

preimplantation genetic screening, PGS 胚胎植入前遗传学筛查

premature ovarian failure, POF 卵巢早衰

premature ovarian insufficiency, POI 早发性卵巢功能不全

premature rupture of membranes, PROM 胎膜早破；PROM rate 胎膜早破发病率

primary ovarian insufficiency, POI 早发性卵巢功能不全

prolactin, PRL 泌乳素

recurrent abortion, RSA 复发性流产

recurrent implantation failure, RIF 反复胚胎种植失败

resistant ovary syndrome, ROS 卵巢抵抗综合征

recurrent spontaneous abortion, RSA 复发性流产

small for gestational age, SGA 小于胎龄儿

sonohesterography 宫腔声学造影

submucous fibroid, SM 黏膜下子宫肌瘤

subserosal fibroid, SS 浆膜下子宫肌瘤

term delivery rate 足月产率

the American college of obstetricians and gynecologists, AGOG 美国妇产科协会

three dimensional transvaginal ultrasound, 3D-TVUS 经阴道 3D 超声

three-dimensional ultrasound, 3D US 三维超声

Thyroid peroxidase antibody, TPO 甲状腺过氧化物酶抗体

thyrotrophin, TSH 促甲状腺激素

trans-abdomin ultrasound, TAS, 经腹部

transcervical resection of adhesion, TCRA 宫腔粘连切除术

transcervical resection of endometrium, TCRE 子宫内膜切除术

transcervical resection of foreign body, TCRF 子宫腔异物取出术

transcervical resection of myoma, TCRM 子宫肌瘤切除术

transcervical resection of polyp, TCRP 子宫内膜息肉切除术

transcervical resection of septum, TCRS 子宫纵隔切除术

transforming growth factor, TGF 转化生长因子

trans-rectum ultrasound, TRus, 经直肠

transurethral resection of prostate, TURP 过度水化综合征

trans-vaginal ultrasound, TVS, 经阴道

trichomonal vaginitis, TV 滴虫性阴道炎

two-dimensional ultrasound, 2D US 二维超声

unexplained recurrent spontaneous abortion, URSA 不明原因性的复发性流产

uterine artery embolization, UAE 子宫动脉栓塞

uterine fibroid 子宫平滑肌瘤

vulvovaginal candidiasis, VVC 外阴阴道假丝酵母菌病

World Health Organization, WHO 世界卫生组织